高等医药院校课程改革新形态教材

供高等职业教育护理、助产等医学相关专业使用

护理心理学

（第 4 版）

主　编　刘大川

副主编　顾红霞　张　帆

编　委　（按姓氏汉语拼音排序）

陈　操（毕节医学高等专科学校）
付　佳（锡林郭勒职业学院）
古董明（梧州职业学院）
顾红霞（南阳医学高等专科学校）
黄　静（成都职业技术学院）
李鸿展（广西医科大学护理学院）
李艳玲（广州卫生职业技术学院）
刘大川（广州卫生职业技术学院）
牟小小（东莞职业技术学院）
潘　虹（济南护理职业学院）
张　帆（山东中医药高等专科学校）

科学出版社

北　京

内 容 简 介

本教材紧密结合护理专业学生实际，内容包含基础知识、技能应用两大部分，基础知识包括绪论、心理学基础、心理应激与心身疾病、心理评估 4 章；技能应用包括患者心理、心理干预、临床心理护理、护士职业心理 4 章，共计 8 章，章节内含有“案例”“链接”“医者仁心”“自测题”等模块。建议三二分段学制教学可安排中职阶段学习基础知识部分；高职阶段学习技能应用部分。教材设计理实并重、线上线下结合，兼顾学科性与职业性，注重可持续性，在服务学生专业学习需要的同时，服务于学生可持续性发展的未来需要。

本教材可供高等职业教育护理、助产等医学相关专业使用，也可供广大心理学读者参考使用。

图书在版编目（CIP）数据

护理心理学 / 刘大川主编. —4 版. —北京：科学出版社，2024.6
高等医药院校课程改革新形态教材
ISBN 978-7-03-078287-8

Ⅰ. ①护…　Ⅱ. ①刘…　Ⅲ. ①护理学－医学心理学－高等职业教育－教材　Ⅳ. ①R471

中国国家版本馆 CIP 数据核字（2024）第 057994 号

责任编辑：谷雨擎 / 责任校对：周思梦
责任印制：吴兆东 / 封面设计：涿州锦晖

科学出版社 出版
北京东黄城根北街 16 号
邮政编码：100717
http://www.sciencep.com
天津市新科印刷有限公司印刷
科学出版社发行　各地新华书店经销
*
2010 年 6 月第　一　版　开本：850×1168　1/16
2024 年 6 月第　三　版　印张：7 1/2
2024 年 8 月第二十三次印刷　字数：223 000

定价：39.80 元

（如有印装质量问题，我社负责调换）

前言

党的二十大报告指出：中国共产党的中心任务就是团结带领全国各族人民全面建成社会主义现代化强国、实现第二个百年奋斗目标，以中国式现代化全面推进中华民族伟大复兴。人民健康是民族昌盛和国家强盛的重要标志。党的二十大报告对“推进健康中国建设”做了重要部署，为护理教育高质量发展指明了方向。本次修订《护理心理学》（第4版）教材，旨在贯彻党的二十大精神和党的教育方针，落实立德树人根本任务，坚持为党育人、为国育才，促进学生德智体美劳全面发展。

在教材编写过程中，编写团队根据《国家职业教育改革实施方案》《关于深化现代职业教育体系建设改革的意见》等文件精神，以改编教材为契机，推动“三教改革”，适应教育评价改革的需要，满足项目学习、案例学习、模块化学习等不同学习方式要求，激发学生学习兴趣和创新潜能，深入推进习近平新时代中国特色社会主义思想进教材、进课堂。

护理心理学是护理学与心理学相结合的学科，它将心理学的理论和技术应用于护理领域，它研究患者及护理人员的心理特点，研究心理活动与生理变化的关系，研究提高患者及护理人员的心理素质和应对能力的方法。本教材内容包括绪论、心理学基础、心理应激与心身疾病、心理评估、患者心理、心理干预、临床心理护理、护士职业心理，共计8章。

本教材在上一版的基础上，参考相关教材编写内容，广泛吸取了多个院校的反馈意见，对内容做了一定调整，增加了临床心理护理的内容，为避免整个教材体系中知识内容的重复，在原有教材中删减心理健康、挫折与心理防御机制、心理危机干预章节；章节内含有“案例”“链接”“医者仁心”“自测题”等模块。“案例”起到创设情境，启发学生思考，激发学生的学习兴趣，提高学生解决问题能力的作用；“自测题”根据护士执业资格考试的要求设置，可用于评价学习效果；“链接”可以拓展学生知识，拓宽学生视野；“医者仁心”有助于学生树立社会主义核心价值观，提高医德修养。

在编写过程中编者们坚持教材的思想性、科学性、适用性、实用性和创新性相结合的原则，章节编排上力求做到条理清晰、层次分明、逻辑严明；努力做到教材编排兼顾护理心理学科学性和规范性要求，同时课程内容服务专业课程学习的需求。编写团队中既有一线教师，也有临床专家，将职业教育与产业服务相结合，提高职业教育的适应性。

感谢各位编者的辛勤劳动，感谢科学出版社的大力支持和帮助。本教材参考了国内外有关学者的著作、论文等，在此深表感谢。感谢教材编写和审核过程中提出宝贵意见的专家同仁。

由于编者水平有限，书中难免存在不足之处，恳请广大读者提出宝贵意见，以便修正。

编　者

2023年10月

配 套 资 源

欢迎登录“中科云教育”平台，**免费** 数字化课程等你来！

本系列教材配有数字化资源，持续更新，欢迎选用！

“中科云教育”平台数字化课程登录路径

电脑端

- 第一步：打开网址 http://www.coursegate.cn/short/UJCBC.action
- 第二步：注册、登录
- 第三步：点击上方导航栏“课程”，在右侧搜索栏搜索对应课程，开始学习

手机端

- 第一步：打开微信“扫一扫”，扫描下方二维码
- 第二步：注册、登录
- 第三步：用微信扫描上方二维码，进入课程，开始学习

PPT 课件，请在数字化课程里下载！

目　录

第1章
绪　　论

学习目标

1. 素质目标　牢固树立现代医学模式的观念，深刻理解现代医学模式下健康和疾病的内涵；增强文化自信，端正学习态度，为建设现代化中国而奋斗。

2. 知识目标　掌握护理心理学的概念、研究对象；熟悉护理心理学的学科性质、护理心理学的相关理论。

3. 技能目标　能够运用心理学观点分析案例；能够运用护理心理学的研究方法探讨临床问题。

现代医学模式把人看成是身心统一的整体。“以人的健康为中心”的整体护理模式要求在现代护理工作中，既要关注护理对象的生理反应，又要关注其心理反应，满足护理对象的身心需求，促进其早日康复。因此，现代护理工作对从业者提出了更高的要求，护士必须具备良好的职业道德和心理素质才能胜任护理工作，进而更好地为护理对象提供服务。因此，学习和掌握护理心理学相关的理论知识与实践技能已经成为护理工作人员的重要任务。

第1节　概　　述

案例 1-1

患者，男，32 岁。因发热、口腔和鼻黏膜出血急送医院，诊断为“急性粒细胞白血病”。患者无法接受这样残酷的现实，几天里寝食难安，处于恐惧、焦虑中……经过一段时间的痛苦挣扎，在家人和医护人员的开导下，他渐渐趋于平静，并告诫自己：既然患病已成事实，不如勇敢地面对！此后在与疾病抗争的过程中，他先后多次接受手术治疗，曾持续发热 4 个月之久，但在家人的陪伴和医护人员的支持下，他始终不放弃希望，积极配合治疗。如今，他已重返工作岗位 12 年，并连续 5 年全年满勤。

问题： 1. 该患者从得知患病到重返工作岗位经历了哪些心理变化？

2. 护士要了解该患者的心理变化可以通过哪些方法？

3. 请结合现代医学模式的主要观点分析该患者的变化。

一、护理心理学概述

护理心理学是心理学与护理学相结合而形成的一门交叉科学，是在现代护理学迅速发展及心理学应用研究向各个领域渗透的基础上产生和发展起来的。

（一）心理学的概念

心理学是研究心理现象发生、发展和活动规律的一门科学。随着心理学学科的发展，心理学知识在不同领域中加以应用，产生了众多的心理学的分支学科。护理心理学是心理学领域中的应用分支学科之一。

（二）护理心理学的概念

护理心理学是研究如何运用心理学理论、方法和技术，来解决护理实践中的心理问题，以实施最佳护理的一门应用学科，是医学心理学在护理工作中的分支，也是护理学的重要组成部分。护理心理学是护理学和心理学的有机结合，随着现代护理模式的不断完善和心理学理论、方法和技术在临床护理实践中越来越广泛地应用，护理心理学也将不断发展，并对现代护理学的理论与实践、发展与改革产生深远的影响，成为护理学领域的一门非常重要的学科。它既是护理学的基础学科，也是临床护理工作的应用学科。

护理心理学的研究对象包括护理的服务对象和护理人员两部分。20 世纪 80 年代初，美国护理学会将护理定义为“护理是诊断和处理人类对其现存和潜在健康问题的反应”。因此，护理心理学不仅要关注患者的心理，还要关注有潜在健康问题人群的心理。在心理护理的过程中，护理人员作为护理活动的主体，其心理状态、个性特征和心理护理技能等都会对心理护理的效果产生影响。因此，护理心理学的研究对象应该是患者和存在潜在健康问题的健康人，以及护理人员。

（三）医学、护理学与心理学的联系

心理学是研究心理现象或大脑运动规律的学科，医学、护理学和心理学之间的重要共同之处就是其研究和服务的对象都是人。一般认为，医学侧重人的生理方面的研究，心理学侧重人的心理现象的研究，但是根据“心身统一”的观点，人的心理活动与生理活动是相互联系、相互影响的，即所有的心理现象都是以生理活动为基础的，生理活动也伴随着心理活动。这一点是医学、护理学和心理学之间相互联系的重要基础。

二、护理心理学的研究内容和研究方法

（一）护理心理学的研究内容

护理心理学的研究任务是把心理学的基本理论和技术运用于临床护理，指导临床护理工作者依据护理对象的心理活动规律做好心理护理。为实现这一任务，护理心理学必须深入研究以下几个方面的内容。

1. 研究护理对象的心理活动特点 护理对象因为性别、年龄、社会角色、经济状况等因素的不同，患病后的心理反应也会有所差异。研究护理对象的一般心理活动规律和特殊的心理表现，并依据其心理需要，给予恰当的个性化心理护理，才能取得更好的护理效果，促进护理对象早日康复。

2. 研究心身交互作用对身心健康的影响 研究和阐明心理社会因素在疾病的发生、发展和转归过程中作用的途径和规律，如研究生活方式、应激事件、情绪、人格等在疾病与健康中的作用与意义等，为采取针对性的心理护理措施提供依据。

3. 研究和应用心理评估、心理干预的理论和技术 系统化整体护理要求护士评估患者生理和心理方面的问题并采取相应的干预措施。国内外已发展了许多心理评估技术，用于定量评估患者的智力、人格、临床症状、治疗效果等。很多心理干预的技术和方法应用于临床各科的护理工作中。因此，掌握这些技术能有效地帮助护士了解患者的心理状态和所出现的心理问题，明确心理干预和心理护理的效果，同时，也为护理科研提供客观评价资料。

4. 研究心理护理的理论、技术和方法 主要是针对患者当前存在的和潜在的心理问题及心理特点，研究出具体的心理护理技术。在心理健康教育的基础上，选择合适的心理干预方法，进而确定个性化的心理护理方案，正确地运用心理学知识和技术促进患者的身心健康，是护理心理学的主要任务。还应注重研究心理健康教育的内容和方法，积极开展心理健康教育服务。

5. 研究护理人员的心理素质的培养 护理工作是一项崇高的职业，护理服务旨在减轻患者痛苦，使患者感到安全和舒适，帮助患者恢复健康。因此，护理人员应培养积极的正向情感、较好的人际沟通能力、适当的情感表达力和自控力及较强的自身压力管理能力。通过这些能力的培养，护理人员职业心理素质优化，自身身心健康得以维持，进而更好地为患者提供服务。护理人员工作繁重，随时面临着许多不可预料的突发事件和意外，因此，培养护理人员优良的心理素质，正是护理心理学研究的重要内容。

（二）护理心理学的研究方法

德国心理学家威廉·冯特运用自然科学的实验法来研究心理现象，并于1879年在德国莱比锡大学建立第一个心理学实验室，标志着科学心理学的诞生。护理心理学作为心理学的一个分支，主要研究护理领域里各种复杂的心理现象，其研究方法从属于现代心理学，并结合了护理专业的特点。常用的方法有观察法、调查法、实验法、心理测验法和个案法等。

1. 观察法 是通过对研究对象的行为活动的观察与分析，研究各种环境因素影响人的心理行为的规律。运用于护理领域则指护理人员通过对护理对象的言语、表情和行为动作的观察来了解其心理活动的方法。该方法的优点是简便易行，可得到基本的、真实的资料；缺点是观察的质量很大程度上依赖于观察者的能力，常带有主观性和偶然性。

观察法又可进一步分为主观观察法和客观观察法、自然观察法和控制观察法、日常观察法和临床观察法等。

2. 调查法 是指研究者以所需研究的问题为范围，预先拟定问题，让被试者根据自己的意愿选择作答，再对其调查结果进行统计分析的一种方法。对于护理心理学研究而言，在分析患者心理需要、了解护患关系等内容时，通常采用调查法。调查可采用两种方式进行：一是访谈法，即直接与被调查者见面访谈，面对面进行调查，完成资料搜集过程。二是问卷法，即将要调查的内容设计成问题或表格，以书面的形式发放到被调查者手中，由被调查者完成书面问卷的一种方法。

3. 实验法 是指研究者在控制条件下对某种心理现象进行研究的方法。最大特点在于人为地控制和改变某些条件，引出所要研究的某种心理现象，以得到关于这一现象发生或起作用的规律性的结论。实验法可分为实验室实验法、现场实验法和模拟实验法。

4. 心理测验法 是护理心理学最常使用的一种方法，指运用测验材料，通过标准化的方法，对被试者的心理和行为进行数量化的测量，并与常模进行比较，从而确定被试者心理活动的性质和程度的一种方法。在护理心理学中常用的有90项症状自评量表、韦氏智力量表、明尼苏达多相人格调查表、艾森克人格问卷、焦虑自评量表、抑郁自评量表等。通过心理测验，可以把握个体的心理特征，为心理评估和心理干预提供依据（具体内容详见第4章心理评估）。

5. 个案法 是指对单一的个案（某个人或某个团体）进行研究的方法。可以同时使用观察法、调查法和心理测验法等研究手段。这种研究方法在护理心理学研究中经常被采用，如对心身疾病患者进行情绪疏导或行为训练的效果做出评价、认定等。个案研究的结果对于样本所属的整体可能具有普遍意义，可为进一步开展大规模研究提供依据。个案法也可用于某些研究的早期探索阶段。

链 接 护理心理学的发展

一百多年前，由于受生物医学模式的影响和制约，护理工作过分注重人的疾病，很少顾及患者的心理感受。从20世纪70年代开始，医学模式逐步转变为生物-心理-社会医学模式，护理理念从过去的“以疾病为中心”转变为“以人的健康为中心”；护理工作从以往单纯的常规护理操作，提升到对患者心理、精神与社会人文的关怀。因此，护理工作者不仅要具备扎实的护理学功底，还要掌握与护理学相关的心理学知识。1977年，世界卫生组织（WHO）提出“2000年人人享有卫生保健”的全球战略目标，护理学从而进入整体护理发展的阶段，护理心理学也随之进入了系统化、科学化的学科发展轨道。1995年11月，中国心理卫生协会护理心理学专业委员会在北京成立，这标志着我国护理心理学的发展进入了一个崭新的历史阶段。

第2节 护理心理学相关理论

为了解释人类的心理与行为的本质，心理学史上出现过多种心理学流派。不同的流派从各自的学科背景出发提出不同的观点，形成了不同的理论。每一种流派都试图对人类的正常或异常心理与行为进行解释，同时也形成了相应的防治疾病的方法并应用于临床护理实践，并对护理心理学的形成和发展产生了重要影响。

一、心理学的主要派别

（一）精神分析理论

精神分析理论又称心理动力理论，19 世纪末由奥地利的医生弗洛伊德创立。该理论主要包括：心理结构理论、人格结构理论、性心理发展理论、释梦理论和心理防御机制理论等。

1. 心理结构理论 弗洛伊德把人的心理结构分为潜意识、前意识和意识三个层次，并形象地将其比喻为漂浮在大海上的一座冰山。意识就像是浮在水面的冰山一角，潜意识却是隐藏在水下的大部分冰山，前意识则是连接意识和潜意识的层面，这个理论又被称为“冰山理论”。

（1）潜意识 又称无意识，是指个体无法直接感知到的那一部分心理活动，主要包括不被外部现实、道德理智所接受的各种本能冲动、需求和欲望，或明显导致精神痛苦的过去事件。潜意识虽然不被意识所察觉，但是，它是整个心理活动中最具动力性的部分，是人类心理活动的原动力所在。被压抑在潜意识中的心理活动如果不能进入到意识中，就会以各种变相的方式出现，如口误、笔误、梦，以及各种心理、行为或躯体症状等。弗洛伊德认为，正常人的大部分心理活动是在潜意识中进行的，大部分日常行为是受潜意识驱动的。

（2）前意识 介于意识和潜意识之间，指目前不在意识之中，但通过集中注意或提醒能被带到意识层面的心理部分。前意识的作用就是保持对欲望的需求和控制，使其尽可能按照外界现实要求和个人道德来调节，是意识和潜意识之间的缓冲。

（3）意识 能被个体所感知的心理活动，是心理活动与现实联系的那部分，如感知觉、情绪、意志和思维等。

2. 人格结构理论 弗洛伊德认为，人格结构由本我、自我、超我三个部分构成，各自代表人格的某一个方面，遵循不同的规则，追求不同的目标，但是三者又相互作用、相互影响。

（1）本我 即原始的我，是人格中与生俱来的、最原始的潜意识结构部分，是人格形成的基础。本我由先天的本能、基本的欲望（如饥饿、口渴、性欲等生理需求）、冲动和生命力所组成。本我遵循“快乐原则”，追求本能能量的释放和紧张的解除，追求个体的舒适、享受、生存、繁殖，它不理会社会道德和外在的行为规范，唯一的要求是获得快乐，避免痛苦。本我处于无意识状态，不被个体所察觉。

（2）自我 是现实化的本我，是个体出生后受到现实环境的影响从本我中分化出来的，属于人格中比较理性、真实的部分，是自己可意识到的执行思考、感觉、判断或记忆的部分。自我的任务是调节本我和超我之间的矛盾。自我遵循“现实原则”，一方面寻求合理的方式尽可能使本我的欲望得到满足；另一方面又在超我的要求下，顺应外在的现实环境，采取社会所允许的方式指导行为，保护个体安全。自我是人格结构中最为重要的部分，自我的发育及功能决定着个体心理健康的水平。

（3）超我 是道德化了的自我，是从自我中分化出来的。自我分为两部分，一部分是执行的自我，即自我本身；另一部分是监督的自我，即超我。超我是人格结构中代表理想的部分。个体在长期社会生活过程中，将社会规范、道德观念、文化价值观等内化，从而形成了超我。超我遵循“至善原则”，监督自我去限制本我的本能冲动，就像一个高高在上的法官，审视、检查、监督、批判及管束个体的行为，按照社会法律、规范、伦理、习俗来辨明是非，分清善恶，使人格达到社会要求的完善程度。一般认为，在个体发展过程中，超我是最后形成的，是最具理性的部分，能进行自我批判和道德控制，有良心、良知和理性的含义。

弗洛伊德认为，人格是在试图满足无意识的本能欲望和努力争取符合社会道德标准两者长期冲突的相互作用中发展和形成的。“自我”在“本我”和“超我”中起协调作用，使两者保持平衡。如果“自我”无法调节两者之间的矛盾冲突，就会产生各种精神障碍和病态行为。

3. 性心理发展理论 弗洛伊德认为，儿童从出生到成年要经历几个先后有序的发展阶段，每一个阶段都有一个特殊的区域成为力比多兴奋和满足的中心，此区域被称为性感区。据此，弗洛伊德把性心理的发展过程划分为五个阶段。儿童在这些阶段中获得的各种经验决定了他们成年的人格特征。

（1）口欲期（0～1 岁） 婴儿通过吸吮、咬、吞咽等口腔活动获得快感。如果这一时期婴儿口腔活动得不到充分满足，长大易形成口唇期人格，表现为贪吃、酗酒、吸烟、吸吮指甲及与吸吮有关的象征性行为，如讥笑、讽刺、挖苦等。

（2）肛门期（1～3 岁） 幼儿通过排泄和控制排泄时产生的刺激获得快感。这一阶段的主要任务是通过按时大小便的训练培养幼儿的自我控制能力。如果训练不当，易形成肛门期固着，会使其成年后形成肛门期人格，生理上表现为便秘，行为上表现为慷慨、放纵、生活秩序混乱、不拘小节或循规蹈矩、谨小慎微、吝啬、洁癖等。

（3）性器期（3～6 岁） 性别认同的关键期。此时期儿童可以辨别男女性别，对性器官产生好奇和兴趣，产生了对异性双亲的爱恋和对同性双亲的嫉妒。表现为男孩以自己父亲为竞争对手而依恋自己的母亲，这种现象被称为“恋母情结”；女孩以自己的母亲为竞争对手而依恋自己的父亲的现象则被称为“恋父情结”。在正常发展情况下，“恋母情结”或“恋父情结”会通过对同性父母行为、态度和特质的认同而被消除。

（4）潜伏期（6 岁～青春期） 这一时期，儿童的兴趣开始转向外部环境，渴求掌握适应环境所需的技能。性心理相对平静，注意力主要集中在对外界事物、同伴、朋友的认识上，自由地将能量消耗到运动、游戏等活动中。

（5）生殖期（也称青春期） 一般女孩于 11 岁、男孩于 13 岁开始，生殖系统逐渐发育成熟，两性差异开始变得显著。性的需要转向相似年龄的异性，性心理发展趋于成熟。此时期的心理能量主要投注在形成友谊、生育准备、示爱及结婚等活动中，以完成生儿育女的计划，使成熟的性本能获得满足。

4. 释梦理论 弗洛伊德认为人类的心理活动有着严格的因果关系，没有一件事是偶然的，梦也不例外，绝不是偶然形成的联想，而是欲望的满足。弗洛伊德认为梦“是一种愿望的达成”，是由高度错综复杂的智慧活动所产生的。释梦则是去挖掘，寻求梦中隐匿的意义，借助对梦的分析、解释，发现其潜意识中的欲望和冲突，达到治疗疾病的目的。

5. 心理防御机制理论 弗洛伊德认为，心理防御机制是自我的一种防卫功能，用于协调超我与本我、本我与现实之间的矛盾和冲突，从而缓解或消除焦虑和痛苦。其包括压抑、否认、投射、退化、隔离、抵消、转化、合理化、补偿、升华、幽默、反向等各种形式。人类在正常和病态情况下都在自觉或不自觉地运用心理防御机制，运用得当可以减轻痛苦、焦虑，帮助自身度过心理难关；运用过度就会产生病态心理症状和异常行为。

精神分析理论是最早的系统解释人类心理及行为的心理学理论，它既可以解释正常的心理活动，又可以解释异常的心理现象，对理解人类的心理现象及规律有重要的贡献。

（二）行为主义理论

行为主义理论又称“刺激-反应”理论，是 20 世纪 20 年代由美国心理学家华生在俄国生理学家巴甫洛夫经典条件反射理论的基础上创立的。美国心理学家斯金纳和班杜拉等进一步完善了行为主义理论。行为主义理论认为，人的正常行为和病态行为，包括外显行为及其伴随的心身反应形式，这些都可以通过学习过程形成。通过对行为学习各环节的干预，可以矫正问题行为，进而治疗和预防疾病。

行为主义理论的主要内容：经典条件反射理论、操作条件反射理论、社会学习理论、内脏操作条件反射。

1. 经典条件反射理论

（1）经典条件反射实验　20 世纪初，俄国生理学家巴甫洛夫用犬做了著名的条件反射实验研究。巴甫洛夫用食物刺激犬的口腔产生唾液分泌反射。食物作为无条件刺激所引起唾液分泌的反射过程称为无条件反射。无条件反射是本能行为，是不学自能的，如婴儿出生后即有吮吸反射和拥抱反射等。当无条件刺激（食物）与唾液分泌无关的中性刺激（铃声）总是同时出现时，经过一定时间的训练，铃声便成为食物的信号，转化为条件刺激。此时，铃声引起唾液分泌的反射过程称为条件反射。通过条件反射习得的行为属于反应性行为，也称为经典条件反射。经典条件反射就是指某一中性环境刺激（铃声）通过反复与无条件刺激（食物）相结合的强化过程，最终使无关的中性刺激成为条件刺激，从而引起原本只有无条件刺激才能引起的行为反应。受巴甫洛夫经典条件反射实验的启发，美国心理学家华生开展了恐惧情绪实验，他认为，人的一切行为（包括正常行为和异常行为）都是通过学习建立条件反射的结果。

（2）经典条件反射的重要现象

1）强化：是指中性刺激与无条件刺激反复结合的过程。两者结合的次数越多，条件反射的形成就越巩固。一切来自体内外的有效中性刺激都可以成为条件刺激，形成条件反射。现实生活中，如经常去医院打针的儿童容易对穿白大褂的医生（或护士）和注射器等产生条件反射性恐惧。

2）泛化：是反复强化的结果，指不仅条件刺激本身能够引起条件反射，而且某些与之相似的刺激也可以引起条件反射的效果，其主要机制是大脑皮质内兴奋过程的扩散。例如，一朝被蛇咬，十年怕井绳，就是泛化的结果。

2. 操作条件反射理论　是由斯金纳通过实验建立起来的。

（1）操作条件反射实验　斯金纳用自制的“斯金纳箱”解释操作条件反射的建立过程。在实验箱内装一个特殊装置，按压一次杠杆就会出现一些食物，然后在箱内放一只饥饿的老鼠，老鼠在箱内乱窜时，偶尔按压杠杆获得了食物。经过强化，老鼠按压杠杆的次数逐步增加，逐渐“学会”了通过按压杠杆来获取食物，即形成操作条件反射。按压杠杆是老鼠偶然的自发行为，行为后得到食物，食物又作为奖赏该行为的“强化物”强化了这一行为，斯金纳将之称为强化训练。

（2）操作条件反射的类型　根据操作条件反射中个体行为之后的刺激性质及行为变化规律的不同，将操作条件反射分为以下几种情况。

1）正强化：指个体行为的结果导致了积极刺激的增加，从而使该行为增强。例如，食物奖励促使老鼠按压杠杆的行为增加。

2）负强化：指个体行为的结果导致了消极刺激减少，从而使该行为增强。例如，若将食物换成电击，老鼠只要按压杠杆就可以避免被电击。

操作条件反射重视行为反应结果对行为反应本身的影响，它提示，任何与个人的需要相联系的环境刺激，只要反复出现在某一行为后，都可能对某种行为产生影响；相反，人类许多正常或异常的行为反应包括各种习惯或症状，也可以由操作条件反射机制而形成或改变。例如，克服焦虑或恐惧、戒除毒瘾、纠正不良行为习惯等。

3. 社会学习理论　由美国心理学家班杜拉创立。班杜拉把人类的学习分为两种：一种是依靠直接经验的学习，即传统的学习；另一种是依靠间接经验的学习，即观察学习。班杜拉认为，人们在社会情境中，通过观察和模仿，学到了许多行为。班杜拉把观察学习过程分为注意、保持、动作复现、动机四个阶段。简单地说，就是观察学习须先注意榜样的行为，然后将其记在脑子里，经过练习，最后在适当的动机出现时，再一次表现出来。观察学习是一种最主要的社会学习形式。人类的大量行为都是通过观察他人的所作所为以后进行模仿学习而获得的。通过对示范或榜样行为活动的观察和模仿，可以使人学会一种新的行为类型。

在护理工作中，如果给那些有行为问题的人提供模仿学习的机会，就有可能改变他们的不良行为，建立健康的行为方式。例如，对患者遵医行为的指导，以及对儿童患者的教育等。

4. 内脏操作条件反射 1967 年尼尔·米勒进行了内脏学习实验，证实了内脏反射也可以通过操作性学习加以改变，他的实验被称为内脏操作条件反射。根据这一理论，人类的各种内脏活动可以通过内脏学习过程获得有意识的控制，生物反馈治疗原理就是以此为基础的。而某些心身疾病的产生，也可能与个体的意识性操作条件反射有关，如原发性高血压等。虽然尼尔·米勒的内脏学习实验还有待深入研究，但内脏操作条件反射理论对临床护理工作仍然有一定的指导意义。护士可以根据内脏操作条件反射理论对患者进行针对性的健康教育和心理护理。

（三）人本主义理论

人本主义心理学在 20 世纪中期兴起于美国，是美国当代心理学主要流派之一。该理论的主要代表人物是美国心理学家马斯洛和罗杰斯。人本主义理论反对将人的心理低俗化、动物化的倾向，重视人的需要和自我实现，把人的本性的自我实现归结为潜能的发挥；强调人性本善，认为人的本质是向上的；强调研究正常人的心理。

人本主义理论的主要观点有以下几种。

1. 需要层次理论 马斯洛认为人类行为的心理驱动力是人的需要。人的需要是分层次的，由低到高依次是生理需要、安全需要、爱与归属需要、尊重需要和自我实现需要。当低一级的需要获得最低限度的满足后，才会追求高一级需要的满足，如此逐级上升，成为推动继续努力的内在动力。

2. 自我实现论 指个体的各种才能和潜能可在适宜的社会环境中得到充分发挥，实现自我理想的过程。虽然自我实现是一种类似本能的需要，但是与个体的童年经验密切相关。幼年的教育很重要，失去爱、安全感和尊重的儿童很难向自我实现的方向发展。

3. 高峰体验 也称顶峰体验，指自我实现的个体体验到的幸福感、欣喜感和自我接纳的怡悦感。顶峰体验可以是家庭生活的和谐享受、对自然景色的迷恋、医生一次成功的外科手术和护士对危重患者的有效护理的过程体验等。

4. 自我理论 指个体在自我发展过程中，个人的主观经验和他人的客观评价会发生冲突导致心理问题的产生。心理治疗的目的是将原本内化而成的自我部分去掉，“变回自己”和“从面具后走出来”，只有这样才能充分发挥个体的潜能。

人本主义理论的贡献是强调个体在心理发展中的重要作用，是让个体领悟到自己的本性，由自己的意志来决定自己的行为，修复被破坏的自我实现潜力，促进个体的健康发展。在此基础上发展起来的来访者中心疗法，也是目前心理咨询与治疗中的主导疗法之一。

（四）认知理论

认知理论起源于 20 世纪 50 年代，与认知心理学发展密切相关。认知心理学主要研究人类认知的信息加工过程，并以此来解释人类的复杂行为，如概念的形成、问题的解决、语言及情感等。

认知理论认为，认知对情绪和行为具有决定作用，思想和信念是情绪状态和行为表现的原因。在此基础上美国心理学家艾利斯和贝克分别提出了情绪 ABC 理论和情绪障碍认知理论，并发展了相应的认知治疗的理论和技术。

1. 艾利斯的情绪 ABC 理论 艾利斯认为，人的情绪困扰并非由环境刺激事件引起，而是由人对事件的信念造成的。因此，信念对于个人的情绪和行为起决定作用，由此提出著名的情绪 ABC 理论。其中 A 代表与情绪有关的诱发事件；B 代表当事人对诱发事件产生的信念，包括理性或非理性的信念；C 代表个人对诱发事件所产生的情绪与行为的反应。情绪 ABC 理论认为，非理性信念是情绪或行为障碍产生的重要因素。非理性信念常常具有以下三个特征。

（1）绝对化的要求 是指人们常常以自己的意愿为出发点，忽视事物自身发展规律，常常认为事情必须怎样、应该怎样，否则自己就难以接受。

（2）过分概括的评价 这是一种以偏概全的不合理思维方式的表现，它常常把“有时”“某些”过分概括化为“总是”“所有”等。

（3）糟糕至极的结果　这种观念认为如果一件不好的事情发生，那将是非常可怕和糟糕的。

因此，艾利斯认为，只有通过理性分析和逻辑思辨，改变患者的非理性、非逻辑的观念，帮助其建立理性、正确的逻辑观念，才能解决患者的情绪和行为问题。为此，情绪 ABC 理论进一步发展，增加了 D 和 E。D 指对非理性信念的干预和抵制；E 指干预效果。以辩论为主要手段，运用 D 来影响 B，使认知偏差得到纠正，对异常行为的转归起着重要作用。艾利斯的合理情绪疗法就是基于情绪 ABC 理论的，促使患者认识自己的不合理信念及这些信念的不良情绪后果，通过修正这些潜在的非理性信念，最终做出理性的选择。

2. 贝克的情绪障碍认知理论　贝克认为对于作用于个体的同样的刺激，不同人由于文化背景、知识水平和生活环境的差异，对问题往往有不同的理解，这就是认知的差异。个体认知上的差异引发了不同的情绪和行为。通常负性认知是产生情绪障碍和行为的原因，是引起患者情绪障碍和心理痛苦的核心所在，识别和改变这些负性认知，就会使患者情绪得以改善。

贝克认为常见的认知歪曲的五种形式如下。

（1）任意的推断　在证据缺乏或不充分时便草率地作出结论。如自我乳腺检查触摸到肿块，即认为是乳腺癌。

（2）选择概括　根据个别的细节而不考虑其他情况便对整个事件作出结论。如某件事没做好，便认为自己是个彻底的失败者。

（3）过度引申　在单一事件的基础上作出关于能力、操作或价值的普遍性结论，即从一个具体事件出发引申出一般规律性的结论。如一次面试失败，就认为自己这辈子都完了，不会有出息了。

（4）夸大或缩小　对某些事物过分重视或轻视而与实际情况不相符，对客观事件的意义作出歪曲的评价。如夸大自己的缺陷和失误，贬低自己的成绩和优点。

（5）“全或无”思维　要么全对，要么全错，把生活看成非黑即白的单色世界，没有中间色。

人在认识和反应事物时，具有选择性和主动性，个体认知的改变，不是别人强加的，而是心理障碍者自己的改变。心理障碍源于障碍者自己信息加工系统的功能紊乱，认知的转变和重建只能靠障碍者自己。

认知理论可以解释和解决许多护理心理学中的问题。认知理论认为，认知对情绪和行为具有决定作用，在此基础上发展的认知疗法，将患者的不良情绪和行为看成是不良认知和不良思维方式的结果，治疗的目的是通过改变患者的认知活动来改变其不良的情绪和行为，认知治疗技术的可靠性与有效性得到了广泛的研究证实。

（五）积极心理学理论

积极心理学是以 2000 年 1 月美国心理学家马丁·塞利格曼编著的《积极心理学导论》一书为标志兴起的心理学流派。马丁·塞利格曼被誉为积极心理学之父。

积极心理学认为心理学不仅仅应对损伤、缺陷和伤害进行研究，也应对力量和优秀品质进行研究；治疗不仅仅是对损伤、缺陷的修复和弥补，也是对人类自身所拥有的潜能、力量的发掘。心理学研究者们发现，人性层面的积极力量和美德，如勇气、乐观、爱、希望、坚韧等对于心理疾病起着不容忽视的调节和缓冲作用，也就是起到了生理疫苗的作用。因此，越来越多的心理学研究者意识到，当代心理学不仅应着眼于心理疾病的诊断与治疗，更应该研究如何发掘、培养、发挥人类的积极心理品质，研究人性优点比仅仅修复疾病更有价值，因为人性的积极品质是人类赖以生存和发展的核心要素，更有助于人类深刻理解自己。幸福、快乐、希望、乐观、智慧、爱、满足感、士气、宽容、兴趣、意义感等积极品质开始逐渐地进入了当代心理学研究的视野，从而使得积极成为当代心理学研究中新的价值取向。这种积极转向意味着心理学开始重建人类的新人文精神，体现了心理学的人文关怀，这实际上是积极心理学发展的本质目标所在。

目前，积极心理学的研究可以概括为三个方向：第一是主观层面上关于积极情绪体验的研究，包括对过去的幸福感和满足感、对现在的愉悦感、对未来富有建设性的认知等，具体如希望、忠诚、乐观等体验。第二是个人层面上关于积极人格特质的研究，如乐观、爱、胜任、勇气、乐群、美感、宽恕、创造性、天赋和智慧。第三是群体层面上关于积极组织系统的研究，主要研究如何创造良好的社会环境促使个体发挥其人性中的积极层面，如责任感、利他、文明、忍耐和职业伦理等。

从积极心理学研究的三个领域来看，积极心理学着眼于人性中的积极方面，研究人的优点和价值意义，倡导关注正常人发展的心理机制，这将有助于心理科学本身对人性更科学地理解及更有效地干预，并促进个人、家庭与社会的良性发展。从更深层次上来说，积极心理学的目标其实在于寻求人类的人文关怀，提倡心理学要以一种更加开放的姿态把注意力转移到人的潜能、动机、能力、幸福、希望等积极品质上来，这使得心理学不再是一个冷冰冰的技术领域，而是一个富有激情同时又理性严谨的新兴学科。

在护理过程中，需要充分认识到积极的心理力量在患者康复过程中的重要作用。注重提升护士自身的积极心理体验，减少职业应激与职业倦怠。同时要注意自身言行可能对患者产生的心理影响，掌握积极的心理引导技巧，给患者以积极的心理影响，从而提高患者的心身健康水平、增强患者的康复信心，从而从根本上提高护理质量。

二、护理心理学的主要观点

（一）心身统一的观点

完整的个体应包括心、身两个部分，两者相互联系、相互作用。对外界环境的刺激，心、身是作为一个整体来反应的，即心理变化能够引起生理变化，而生理变化也是心理变化的诱因。因此，护理心理学提倡心身兼顾的整体护理。

（二）环境影响的观点

一个完整的个体不仅是生物的人，而且是社会的人。个体生活在特定的环境和不同层次的人际关系网络中，各种社会环境因素既有纵向的相互作用，又有横向的相互影响。因此，护理心理学强调营造一个舒适和谐的有安全感的环境氛围对患者的康复非常重要。

（三）认知评价的观点

心理、社会因素能否影响健康或导致疾病，不仅取决于心理、社会因素的性质和强度，还取决于个体对外界刺激的认知和评价，有时后者甚至占主导地位。护理心理学非常注重帮助患者树立对疾病及自我的正确认知，以利于早日康复。

（四）主动调适的观点

个体在成长发育过程中，逐渐对外界事物形成了一个特定的反应模式，构成了相对稳定的个性特点。这些模式和特点使个体在与周围人和事的交往中，保持着动态平衡。如果个体总是用过去的经验或依靠别人的帮助去应对不断变化的现实环境，则处于消极被动的状态，个体应该更多地发挥自身的主观能动性、创造性去适应环境，才能保持健康。护理心理学强调发挥患者的主观能动性，认为健康的恢复首先是患者自我努力的结果，从而满足患者自我实现的需要，良好的自我护理是心理健康的表现。

第3节 学习护理心理学的意义和方法

一、学习护理心理学的意义

（一）贯彻整体护理观念，顺应现代护理发展趋势

随着医学的发展，医学模式由传统的“生物医学”向“生物-心理-社会医学”转变，促进了健康观

念的更新，同时也促进了现代护理模式的建立。强调人是一个有机整体，倡导整体护理，人是现代护理模式的核心，护理工作者应摒弃“以疾病为中心”的传统思想，强化“以患者为中心”“以人的健康为中心”的现代护理理念。因此在护理实践中，护理不仅应帮助患病的人恢复健康，也应帮助健康及亚健康的人保持健康，预防疾病；不仅要关注疾病对患者生理功能的影响，同时还应重视患者的情绪变化等心理状态；既要实施有效的生理护理，又要开展积极的心理护理，满足患者身心两方面的需求，保证其始终处于有利于治疗与疾病康复的最佳状态。开展有针对性的心理护理，需要具备专业的基础理论知识及相关技能，这就要求护士在原有知识结构的基础上学习护理心理学，主动适应现代护理模式的需要。

（二）丰富护理学专业的内涵，促进护理学的发展

现代科学的发展趋势表明，学科划分越精细，越有利于学科领域问题得到更有针对性地解决。护理学专业逐步向多方向、多层次、多学科体系不断延伸和拓展，从而促进其学科地位不断提高。教育部高等学校护理学专业教学指导委员会把护理心理学列入我国高等护理教育的主干课程，促使护理学专业学生及在职护士对护理心理学进行学习，推动心理护理真正有效地落实到临床护理实践中，拓宽了护理学的发展领域，丰富了护理学的专业内涵，促进了学科发展。

（三）有助于满足患者需求，提高护理质量

大量临床实践表明，人患病以后，会表现出复杂的心理活动，这将直接影响疾病的疗效。此外，疾病谱和死亡谱的研究表明，现代社会中，死亡率高的疾病（如心脑血管疾病、癌症等）都是多因素致病。心理因素在疾病的发生、转归中都起到了重要的作用。由于患者所患疾病不同、所处社会环境不同，个人体质也不尽相同，患者的思维方式、性格等各有特点，故心理障碍表现也各不相同。要提高临床护理质量，需要学习护理心理学的理论知识与技术。护理心理学知识的学习，不仅可以帮助护士理解患者的行为方式，了解患者心理活动发生、发展的规律，以及其心理状态对疾病演变过程的影响，而且可以改善护患关系，帮助护士获得准确的信息，从而消除患者的不良刺激因素，为患者营造有利于治疗与康复的心理环境。针对不同的心理状态采取相应护理措施，使心理护理更具针对性，最大限度地满足患者心理与生理的需求，同时帮助患者更好地适应角色，从而提高整体护理质量。

（四）优化护士职业心理素质，完善知识结构

面对患者千差万别的心理表现及复杂多变的护理需求，护士应具备良好的心理素质，要有稳定而宁静的心境、敏锐的感知观察力、敏捷的思维力、丰富的想象力、恰当的语言表达能力、丰富的情绪感染力及良好的沟通能力等。但是护士也是生物人、社会人，有其性格特征，同样受其自身生理、心理变化的影响，同样因工作环境、家庭、社会信息的刺激而出现各种心理变化及情绪反应。若处置不当，一定程度上会对护理工作及其质量带来负面影响。这就要求护士在护理心理学的理论指导下，在实践中有意识地调节和改变自我，不断优化自己的职业心理素质，努力使自己成为业务技术精湛、心理素质优良、知识结构完善的护理工作者。

二、学习护理心理学的方法

护理心理学是一门理论和实践结合紧密的学科。针对这一特点，以下方法可帮助护生更好地学习护理心理学。

1. 留出足够的时间来阅读教材和复习课堂笔记　本教材包含许多心理学信息、原理及需要记忆的心理学术语。要想很好地学习这门课程，需要留出足够的时间来阅读教材和复习课堂笔记。

2. 成为心理学的爱好者和参与者　兴趣是最好的老师，带着浓厚的兴趣和疑问投入学习，才能获得最佳的学习效果。这就要求护生仔细阅读，认真听讲，把学到的知识重新组织和整理，并将有价值的内容、自己思考的结果和经验总结及时记录下来。在课本的空白处写上自己的注释，既有助于保持注意力，也有助于以后的记忆和复习。

3. 讲究学习方法和记忆策略 心理学的研究告诉人们，人记忆的内容在刚开始时遗忘最快，随着时间的推移而逐渐放慢速度。因此，在学习新知识时，要及时复习，并且要有间隔地进行复习，这种经常性的学习要比考前突击更有效。在记忆时，要先理解再记忆，因为意义识记的效果远远好于机械识记。

4. 以学习为中心，创造良好的学习氛围 多与同学交流学习的内容与方法，这样在不知不觉中就会发现，自己知识的深度和广度都有了很大提高。

5. 注重理论与实践相结合 在生活、阅读或实习过程中，遇到问题要善于运用学过的知识进行分析和思考，并提出可行的解决方案，在实践中检验和巩固所学的知识。学思结合，就会使所学的知识散发出鲜活的气息和无穷的活力。

自 测 题

A_1/A_2 型题

1. 关于护理心理学表述不正确的是（ ）
   A. 护理心理学是一门交叉学科
   B. 护理心理学是一门应用学科
   C. 护理心理学是一门思想教育学科
   D. 护理心理学是心理学的重要分支
   E. 护理心理学是护理学的重要分支
2. 华生创立的学派主要研究人的（ ）
   A. 行为 B. 本性
   C. 欲望 D. 冲突
   E. 意识
3. 不是护理心理学的研究方法的是（ ）
   A. 观察法 B. 调查法
   C. 心理测验法 D. 行为疗法
   E. 实验法
4. 精神分析理论中，遵循至善原则的人格部分是（ ）
   A. 超我 B. 自我
   C. 他我 D. 本我
   E. 以上都不是
5. 1879年，在德国莱比锡大学建立第一所心理学实验室的是（ ）
   A. 铁钦纳 B. 威廉·冯特
   C. 华生 D. 弗洛伊德
   E. 阿德勒
6. 弗洛伊德的精神分析理论不包括（ ）
   A. 心理结构理论 B. 人格结构理论
   C. 释梦理论 D. 性心理发展理论
   E. 集体潜意识论

A_3/A_4 型题

（7、8题共用题干）

人格的形成都有一个有序的发展过程，每个阶段都与儿童期某些躯体上产生快感部位的满足程度有关。每个人在儿童期获得的经验都会影响成年后的人格特征。

7. 这个观点是哪种心理学的理论观点（ ）
   A. 精神分析理论 B. 行为主义理论
   C. 人本主义理论 D. 认知理论
   E. 艾利斯的情绪ABC理论
8. 这个观点的创始人是（ ）
   A. 艾利斯 B. 弗洛伊德
   C. 马斯洛 D. 华生
   E. 威廉·冯特

（原红霞）

第2章 心理学基础

学习目标

1. 素质目标　努力培养创新意识，形成良好的意志品质，完善人格，具有新时代青年的责任担当；明确个体差异性，为临床工作开展个性化护理打基础。

2. 知识目标　掌握心理现象的内容，人格的概念和特性；理解气质的概念和学说，能力的概念、分类、影响能力形成和发展的因素；了解感知觉的种类、记忆的概念、遗忘的概念、想象的分类和思维的过程、情绪情感的概念，以及意志行动的心理过程、性格的特征与分类。

3. 技能目标　运用心理学基础的知识对患者的心理现象进行分类并比较；能运用心理学基础的理论对提高患者心理素质提出指导意见。

第1节　心理现象及心理实质

案例 2-1

1848 年，一名美国年轻的工长盖奇，在铁路施工中遭遇了爆炸事故，一根长 1m，一端直径 3.2cm，另一端直径 0.6cm，重达 6kg 的钢钎穿过了他的头部，幸运的是他活了下来，并在两个月后就恢复了生活能力，仿佛一切如常。但是，细心观察会发现，他的行为和性格和受伤前对比，已是大不相同。过去他和善、诚实、灵活、可靠，而现在却变得粗暴无礼、满口谎言、缺乏耐心、执行力差。

问题：为什么这位年轻人的性格会在受伤前后出现巨大的变化？

一、心 理 现 象

心理现象是指心理活动的过程、状态及其倾向性特征。具有多层次、多水平和多维度性，如感觉与知觉、个体与群体等。心理现象主要包括心理过程和人格。

心理过程是指心理现象发生、发展和消失的过程。它包括认知过程、情绪情感过程和意志过程。认知过程是人脑对客观事物的属性及其规律的反映，包括感觉、知觉、记忆、思维、想象等。情绪情感过程是人根据客观事物能否满足个体的需要，从而形成满意和不满意、愉快或不愉快等态度体验。意志过程是人能够根据对客观事物及其规律的认识自觉地改造世界，能够根据自己的认知确定行动目的，拟订计划和步骤，克服各种困难，最后把计划付诸行动。在统一的心理活动中，认知过程、情绪情感过程、意志过程相互联系、相互制约、不可分割，其中，认知是基础，情绪情感和意志是动力系统。

人格指个体的具有一定倾向性、比较稳定的心理特征的总和，即个性。人格包括人格心理倾向和人格心理特征两部分。人格心理倾向是决定个人对事物态度和行为的内部动力系统，包括兴趣、需要、动机、理想、信念和世界观等。人格心理特征是个体身上经常表现出来的本质的、稳定的心理特征。它包括能力、气质和性格。

二、心理实质

随着科学的发展，人们逐渐认识到脑才是心理活动的重要器官，人的心理是客观现实在人脑中的主观反映。归纳起来，可以从两个方面理解，一方面产生心理活动的器官是脑，心理是人脑的功能，另一方面心理活动内容来源于客观现实，心理是客观现实的反映。

（一）心理是脑的功能

1. 脑与心理活动存在密切关系　当人的大脑某一部位受到损伤时，其相应支配的心理活动和行为也会发生改变，如出现记忆障碍、人格改变等。

2. 医学及心理学实验证明脑是心理产生的基础　通过切除鸽子大脑半球后的行为观察，发现动物复杂性行为与大脑有关。人的心理和行为都与整个大脑的协同活动及其各个部分的功能有直接关系。

3. 个体心理的发展以脑的发展为物质基础　发育正常的成人大脑重量平均为1400g，刚出生的婴儿大脑重量平均为390g。随着大脑重量逐渐增加，人的心理活动的水平也在不断提高。

（二）心理活动是对客观现实主观能动的反映

心理是脑的功能，但大脑本身并不能自然产生心理活动，没有客观现实，心理活动也不会凭空产生，人的心理是在社会实践活动中产生的，是人脑对客观现实的主观能动的反映。

社会实践是心理活动产生的基础，人不仅生活在自然环境中，更重要的是生活在一定的社会环境和社会关系中。人在反映客观事物的过程中，心理活动会因个人兴趣、需要、情感的不同而不同，从而逐渐形成了不同的心理水平、心理状态和个性特征，而这些内容反过来又影响和调节个体对客观现实的反映，表现出人的心理的主观特点。人的心理活动对自己的行为、实践活动具有指导和调节作用，人不像动物那样被动地去适应环境，而是能够积极主动地改造现实。人的心理的能动性还表现在人的心理活动不是静止不变的，而是在实践活动中发展和变化的。由于个体所处的环境不同，从事的实践活动不同，形成的心理活动也有个体差异，如画家对颜色细微的分辨能力、音乐家的音乐节奏感是一般人无法相比的。

链　接　狼孩的故事

1920年，辛格在印度加尔各答的丛林里发现了两个由狼养大的女孩，大的不到8岁取名卡玛拉，小的2岁叫阿玛拉。起初，她们如同野兽一般生活，四肢行走，不与人亲近，完全不懂语言，不洗澡、不穿衣、不怕冷，怕光喜夜行、吃生肉、舔饮生水，经常像动物似的蜷伏在一起。进入孤儿院后，不到一年阿玛拉便不幸死亡，而卡玛拉在辛格夫妇照料下，6年才学会独立行走；4年只学会6个词，7年学会了45个词，直到17岁去世时，还没真正学会说话，智力也只相当于三四岁的孩子。

第2节　心理过程

一、感觉与知觉

（一）感觉

1. 感觉的概念　感觉是人脑对直接作用于感觉器官的客观事物的个别属性的反映。感觉的形成必须是有客观事物直接作用于人的感觉器官，如果没有客观刺激作为直接原因，就不能产生感觉。

2. 感觉的种类　根据刺激物的来源，将感觉分为外部感觉和内部感觉两大类。

（1）外部感觉　外部感受器接受外部世界刺激而产生的感觉，包括视觉、听觉、嗅觉、味觉和皮肤感觉。

（2）内部感觉　机体内部感受器接受由机体内部的各种刺激而产生的感觉，包括运动觉、平衡觉和机体觉。运动觉是反映身体各部分的运动和位置状态的感觉。平衡觉是由于人体位置在重力方向发生的变化刺激前庭感受器而产生的感觉。机体觉是指机体内部器官受到刺激而产生的感觉。

3. 感受性与感觉阈限

（1）感受性与感觉阈限的概念　感受性是感觉器官对适宜刺激的感觉能力。感觉阈限是指能够引起感觉的刺激量。

（2）感受性与感觉阈限成反比关系　即感觉阈限低，感受性高，感觉敏锐；反之，感觉阈限高，感受性低，则感觉迟钝。受内外条件的影响，人的各种感受性也会发生变化，如机体处于疲劳状态时，感受性会降低；“入芝兰之室，久而不闻其香”也是由于感受阈限升高而感受性降低出现的感觉适应现象。

链　接　感觉剥夺实验

1954 年，在加拿大的麦吉尔大学实验室，心理学家贝克斯顿、赫伦和斯科特首先进行了“感觉剥夺”实验：实验中给被试者戴上半透明的护目镜，使其难以产生视觉；用空气调节器发出的单调声音限制其听觉；手臂戴上纸筒套袖和手套，腿脚用夹板固定，限制其触觉。被试者的生活都由主试者事先安排好了，无须被试者移动手脚，总之，来自外界的刺激几乎都被剥夺了。被试者单独待在实验室里，几小时后开始感到恐慌，进而产生幻觉。在实验室连续待了三四天后，被试者会产生许多病理心理现象：出现错觉、幻觉；注意力涣散，思维迟钝，紧张、焦虑、恐惧等，实验后需数日方能恢复正常。这个实验说明，来自外界的刺激对维持人的正常生存是十分重要的。

（二）知觉

1. 知觉的概念　知觉是人体对感觉信息的加工和解释的过程，是对事物整体特性的反映。例如，对一个苹果的知觉就来自于眼观其色、舌尝其甘、鼻嗅其香，通过手触摸感到它硬中带软，是多种属性的综合反映。

2. 知觉的种类

（1）按起主导作用的感觉器官活动，可分为视知觉、听知觉、嗅知觉和味知觉等。

（2）按知觉对象，可以分为物体知觉和社会知觉。物体知觉包括时间知觉、空间知觉、运动知觉；社会知觉包括对自己的知觉、对他人的知觉和人际关系的知觉。

3. 知觉的基本特性

（1）知觉的选择性　是指人可以根据不同的需要和目的，对于无法同时全部感知的多种客观事物，有意识地选择部分事物作为知觉对象，或者无意识地被某种事物所吸引，以它作为知觉对象，对它产生鲜明、清晰的知觉映象，而把周围其余的事物当成知觉的背景，只产生比较模糊的知觉映象（图 2-1）。

（2）知觉的理解性　指人在感知当前的事物时，总是借助于以往的知识经验来理解它们，并用词把它们标记出来。知觉的理解性会受到情绪、意向、价值观和定式等的影响，在知觉信息不足或复杂情况下，知觉的理解性需要语言的提示和思维的帮助（图 2-2）。例如，天上飘着一朵云，本不觉有何特别之处，经人提醒，它像花儿一样，听者也会越看越像。

（3）知觉的恒常性　指当知觉条件在一定范围内变化时，被知觉的对象的映象仍然保持相对不变的特性。例如，站在不同的角度看同一个圆，无论如何倾斜，呈现出不同的形状，人们总是把它知觉为同样大小的圆，看一扇门也是如此（图 2-3）。

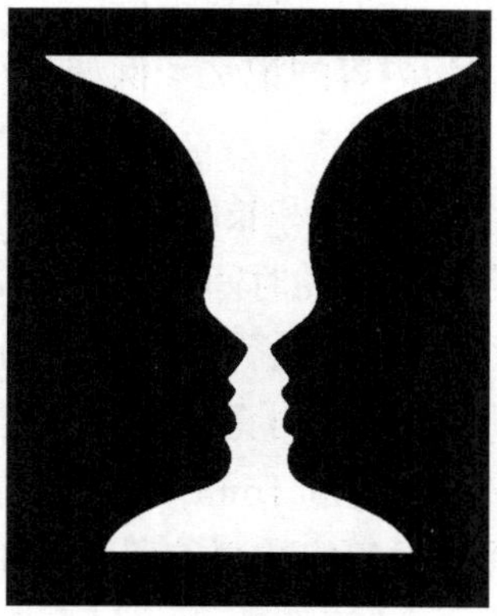

图 2-1　知觉的选择性

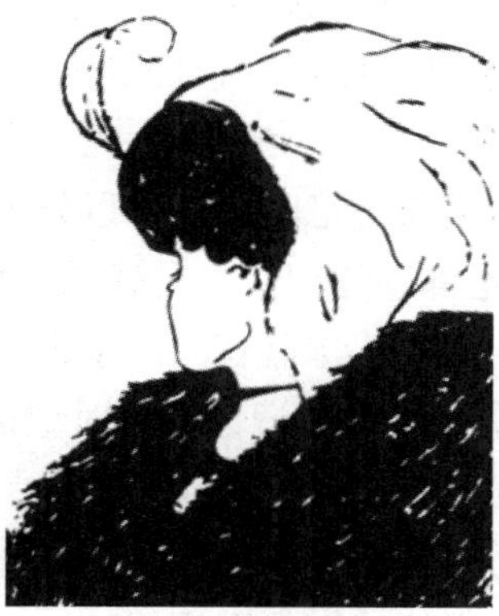

图 2-2　知觉的理解性

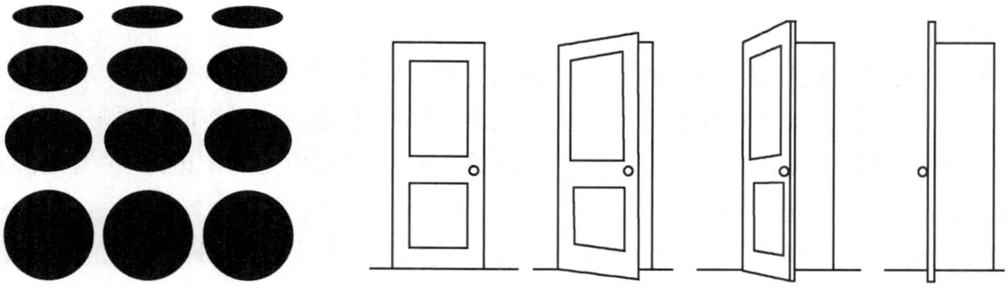

图 2-3　知觉的恒常性

（4）知觉的整体性　指当客观事物的个别或部分属性作用于人的感觉器官时，人能够根据已有的知识经验把它知觉为一个整体的特性。例如，图 2-4 中的两组图形虽然出现不连续，但人们依然可以根据过去经验和知识形成正方体这样的整体知觉。

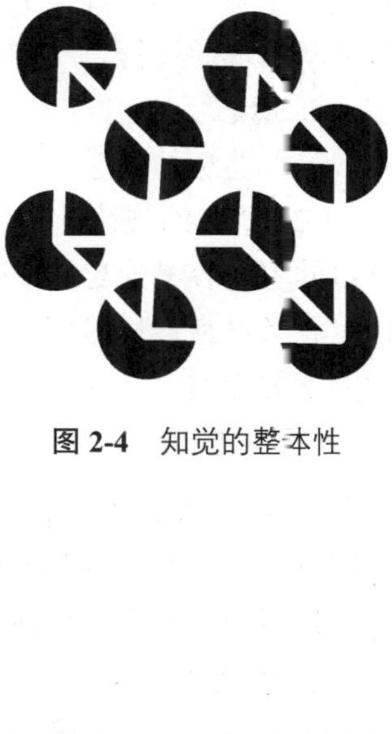

图 2-4　知觉的整本性

（三）感觉与知觉的关系

（1）联系　知觉和感觉都是当前的客观事物直接作用于感觉器官，在头脑中形成的对客观事物的直观形象的反映。

（2）区别　感觉反映客观事物的个别属性，而知觉反映的是客观事物的整体属性。知觉以感觉为基础，但不是感觉的简单相加，而是对大量感觉信息进行综合加工后形成的有机整体。

二、记忆、思维与想象

（一）记忆

1. 记忆的概念　记忆是大脑对客观事物的信息进行编码、储存和提取的认知过程。这种客观事物的信息可以是感知到的，如见过、听过、尝过的事物信息，也可以是思考过的问题、体验过的情绪、做过的动作等。记忆连接着人们的过去和现在，是心理在时间上的持续。

2. 记忆的分类

（1）根据记忆的内容不同，可以分为形象记忆、逻辑记忆、情绪记忆和运动记忆。

1）形象记忆：是以感知过的客观事物的形象为内容的记忆，形象生动、鲜明直观，以表象的形式储存在大脑中。例如，对故乡的记忆。

2）逻辑记忆：是以概括、推理、判断事物间关系及事物本身的意义和性质为内容的记忆，具有抽象性和间接性。例如，对概念、定义的记忆。

3）情绪记忆：是以过去的情绪情感体验为内容的记忆。例如，触景生情。

4）运动记忆：也称动作记忆，是以做过的运动和操作为内容的记忆。例如，经过学习和练习掌握了输液操作。

（2）根据信息加工与记忆阶段，可以分为瞬时记忆、短时记忆和长时记忆。

1）瞬时记忆：也称感觉记忆，是感觉信息的瞬间储存，储存的时间为 0.25～2s，以感觉映象的形式储存。外部刺激作用于感觉器官，产生感觉映象，刺激作用停止后，这个映象仍可保持极短的时间。

2）短时记忆：是位于瞬时记忆和长时记忆之间的中间阶段，瞬时记忆的信息受到主体的注意选择，就被输入到短时记忆中，短时记忆储存时间为 5～20s，最长不超过 1min，记忆痕迹有随时间而自动消退的特征。短时记忆的容量为 7±2 个组块。组块是一种信息的组织或再编码。例如，对 11 位手机号码进行编码，形成 3 个组块能够帮助记忆。

3）长时记忆：储存信息时间在 1min 以上或终生。在长时记忆中，信息经过复习以意义编码形式储存，容量无限。

3. 记忆的基本过程　记忆过程包括识记、保持、再认或回忆 3 个基本环节。

（1）识记　是指人们识别并记住客观事物，在大脑中留下痕迹，形成暂时神经联系的过程，识记是记忆的开端和基础。根据有无预定目的、任务，识记分为有意识记和无意识记两种。根据对识记材料的理解程度，识记分为意义识记和机械识记两种。

（2）保持　是将获得的信息在头脑中加工、储存、巩固的过程。在时间和经验的影响下，记忆保持总是与遗忘相对抗。

（3）再认或回忆　是指对储存的信息提取的过程。这一过程是衡量记忆巩固程度的重要指标。再认是能够正确分辨出曾经历过的事物；回忆是过去经历过的事物不在主体面前，由其他刺激作用而在大脑里重新出现的过程。

4. 遗忘

（1）遗忘的概念　遗忘（forgetting）是指识记过的材料不能提取，或提取时发生错误的现象。

（2）遗忘的规律　德国心理学家艾宾豪斯对人类学习和记忆进行实验研究发现：①不重要的和未经复习的内容容易遗忘；②遗忘的进程不均衡，有先快后慢的特点；③抽象材料比形象材料、无意义材料比有意义材料容易遗忘；④前摄抑制和倒摄抑制对遗忘有重要影响；⑤遗忘还受兴趣、情绪和动机等心理因素的影响。

（二）思维

1. 思维的概念　是运用分析和综合、抽象和概括等智力操作对感觉信息的加工。以记忆中的知识为媒介，反映事物的本质和内部联系。人的思维是以感觉、知觉为基础的复杂的更高级的认知过程。与感知觉不同，思维所反映的是客观事物的本质特征和内在联系。

2. 思维的特征

（1）概括性　思维的概括性是指在大量感性材料的基础上，把一类事物共同的特征和规律抽取出来，加以概括。例如，射击通过枪口上的缺口、靶心、眼睛进行瞄准，射箭如此，飞镖亦如此。因此运用光沿直线传播的“三点一线”原理，便可将共同的特征概括出来。

（2）间接性　思维的间接性是指人们借助于一定的媒介和一定的知识经验对客观事物进行间接的认识，超越感知觉去认识大量没有直接作用于人的事物，以揭示其本质和规律。

（3）对已有经验的改组　思维是一种探索和发现新事物的心理过程。它常常指向事物的新特征和新关系，因此，人们需要对过去已有的知识经验不断进行更新和重建。例如，人们曾经认为围棋是计算机不可能战胜人的领域，但阿尔法围棋完胜人类最厉害棋手的事实，让人们重新认识了人工智能技术。

3. 思维的分类

（1）根据思维发展水平分类　分为动作思维、形象思维、抽象思维。

1）动作思维：是通过实际操作解决具体直观问题时的思维过程，是在人们边做边想时发生的，如果感知和动作中断，思维也就会停止。

2）形象思维：是凭借事物的具体形象和表象的联想来进行的思维活动。

3）抽象思维：是以抽象概念、判断、推理的形式来反映客观事物的规律，需要借助语言符号进行，具有抽象性和程序性的特点。抽象思维为人类所独有，是人类思维发展的最高形式。

（2）根据思维活动是否遵循逻辑规律分类　分为逻辑思维、非逻辑思维。

1）逻辑思维：是遵循严密的逻辑规律，对概念进行逐步分析，层层推演，最后得出符合逻辑的结论的思维方式。

2）非逻辑思维：是一种没有完整的分析过程和逻辑程序，依靠灵感和顿悟而快速做出判断和得出结论的思维过程。

（3）根据思维活动的指向性分类　分为聚合思维、发散思维。

1）聚合思维：是指人们解决问题时思维活动朝一个方向进行，得出唯一确定答案的思维。例如，依照说明书进行操作。

2）发散思维：是指人们解决问题时思路朝多个可能的方向进行，得出多种合乎条件结论的思维。例如，头脑风暴、一题多解都是发散思维。

4. 思维的过程

（1）分析与综合　分析是在大脑里把事物由整体分解为部分。如把手机分解为屏幕、电池　主板、边框、后盖等部分。综合是在头脑里把事物的各个组成部分遵照一定的关系结合起来组成一个整体的过程。如把前奏、主歌、副歌、尾奏有序组合在一起，成为完整的一首曲子。

（2）比较与分类　比较是在分析综合的基础上，在大脑中把事物加以对比，从中找出事物之间异同点的思维过程。分类是在比较的基础上，根据事物的共同点和不同点，把事物划分为不同的种类。

（3）抽象与概括　抽象是在头脑中将各种事物的共同本质属性抽取出来，并舍弃其个别属性的思维过程。如从白猫、黑猫、花猫、波斯猫、布偶猫中抽取本质属性都是猫，是将毛色、品种这样的个别属性去掉形成对猫的概括性认识。概括是在头脑中将抽象出来的事物的本质属性综合起来，形成概念、规律或理论系统的思维过程。

（三）想象

1. 想象的概念　想象是大脑中形成从未在客观世界感知到的表象或观念的过程。而表象是指曾经感知过的事物在大脑中留下的映象。想象有形象性和新颖性的特点，是创造性思维的基础。想象属于人的高级认识过程，如设计师根据大熊猫“芝麻”的形象，运用想象力创作了可爱的第 31 届世界大学生运动会吉祥物“蓉宝”。

2. 想象的分类

（1）根据有无目的想象，想象可以分为有意想象和无意想象。有一定目的、自觉进行的想象是有意想象；在刺激作用影响下，没有目的、不由自主地进行的想象是无意想象。例如，创作一幅画时运用的想象是有意想象；看到冬季玻璃上的冰花时，就会觉得它像花、鸟、虫、鱼等是无意想象，而梦是无意想象的极端情况。

（2）根据想象内容的新颖程度，想象分为再造想象和创造想象。再造想象是根据已有的言语描述或图表示意进行的想象；创造想象是根据一定的目的任务，不依赖于已有的言语描述或图表示意，独立创造出新形象的过程。例如，“一千个读者心中有一千个哈姆雷特”是再造想象；而作家在进行小说构思和创作过程中的想象是创造想象。

三、情 绪 情 感

（一）情绪情感概述

1. 情绪与情感的概念 情绪与情感是人对客观事物是否符合主观需要而产生的态度体验。能够满足人们的主观需要的客观事物，可以引起积极的情绪情感体验，如喜上眉梢；妨碍人们需要得到满足的客观事物则会引起消极的情绪情感体验，如垂头丧气。可见，情绪情感虽是内部的主观体验，却可以通过外显的方式表现出来，并伴随一定程度的生理唤醒。

2. 情绪与情感的区别 在心理学研究中，情绪与情感没有本质的区别，两者密不可分。一方面，情感离不开情绪。稳定的情感是在情绪的基础上形成的，又通过情绪反应得以表达。另一方面，情绪也离不开情感。情绪变化受情感支配，情感的深度决定着情绪表现的强度。情绪是情感的外部表现，情感是情绪的本质内容。

但是，两者之间还是存在一些差异，具体表现如下。

（1）从需要的角度来看 情绪往往与个体的生理需要是否获得满足相联系；而情感大多与人的社会需要相联系。

（2）从发生的角度来看 情绪发生较早，为动物和人类所共有。而情感发生较晚，伴随人的社会化过程而出现理智感、道德感和美感等高级情感体验，是人类特有的心理现象。

（3）从反映的角度来看 情绪带有情境性、不稳定性和易变性的特点，有明显的外部表现，如喜形于色、怒气冲冲；而情感具有持久性、稳定性，并且外部表现不明显，往往蕴藏在人的内心中，如父爱如山。

（二）情绪情感的分类

1. 情绪的分类

（1）基本情绪 是人和动物共有的与本能活动相联系的情绪。一般认为快乐、愤怒、恐惧和悲哀是情绪的四种基本形式。

1）快乐：指盼望的目标达到和需要得到满足之后，继而带来的紧张解除时的情绪体验。

2）愤怒：由于外界干扰使愿望实现受到压抑，目的受到阻碍，从而逐渐积累紧张性而产生的情绪体验。

3）恐惧：指个体在面临并企图摆脱某种危险情境而又无能为力时产生的情绪体验。

4）悲哀：指喜欢、热爱对象的丧失、破裂或所盼望的目标幻灭而带来的情绪体验。

（2）复合情绪 是由基本情绪派生而来的，构成了多种复杂的情绪状态。如由愤怒、厌恶和轻蔑组合起来的复合情绪可形成敌意。

2. 情绪状态 根据情绪发生时的强度、速度及持续时间不同将其分为心境、激情和应激三种状态。

（1）心境 是一种微弱、持久、带有弥散特点的情绪状态。心境不指向某一特定的事物。例如，心情愉快时，做什么都有兴致；心情烦躁时，见到谁都烦。

（2）激情 是一种强烈、短暂、爆发式的情绪状态，常伴有明显的生理和外部表情变化，如运动员获得冠军时的仰天长啸、欣喜若狂等。激情具有双重作用，积极的激情可以是人行为的巨大动力；但消极的激情可产生不良后果。因为在激情发生时，意识范围缩小，意识对行为的控制能力明显降低，理解力和判断力减弱，人容易做出不理智甚至触犯法律的事情。因此，要善于运用合理化、升华、转移等方法控制激情。

（3）应激 是出乎意料的紧急情况引起的情绪状态。应激对个体既有积极作用，也有消极作用。

3. 情感的分类 情感反映的是客观事物与人的需要之间的关系。而人的需要包括生理需要和社会需要，凡是由社会需要引起的情感都称为高级社会情感。按情感的社会内容，可分为道德感、理智感和美感。

四、意 志

（一）意志的概念

意志（will）是个体有选择性地在自己的活动中设置一定目的，并为达到该目的而自觉决定和组织自己的行为的心理过程。

（二）意志行动的特征

1. 有自觉的行动目的 意志行动是人特有的自觉确定目的的行动。动物消极适应环境而产生的行为，不能达到自觉意识的水平，因而动物没有意志。

2. 以随意动作为基础 随意动作是指受意识调节和支配的动作，具有一定目的、方向性的动作，是在后天的生活实践中学习获得的，随意动作是意志行动的必要组成部分。

3. 与克服困难相联系 克服困难是意志行动的核心，战胜困难、克服困难的过程，也就是意志行动的过程。人的一般性的行为习惯、自动化的动作、无意识的动作等就不是意志行动。一个人的意志水平常以困难的性质和克服困难需要的努力程度进行衡量。

（三）意志行动的心理过程

意志行动有着发生、发展和完成的历程。这一过程可分为采取决定阶段和执行决定阶段。前者是意志行动的开始阶段，决定着意志行动的方向，是意志行动的动因；后者是意志行动的完成阶段、关键阶段，它使内心世界的期望、计划付诸实施，以达到某种目的。

1. 采取决定阶段 是意志行动过程中人脑积极活动的过程，是为意志行动做准备的阶段。这个阶段包括三个环节。

（1）动机冲突 动机是直接推动人们从事某种活动的内部动因，由于人们周围自然环境和社会环境的复杂性，可能是几种动机同时存在，产生动机冲突。动机冲突可以分为三种基本类型：双趋冲突、双避冲突、趋避冲突。双趋冲突是指两种或两种以上的目标无法兼顾而产生的动机冲突，如“鱼与熊掌不可得兼”。双避冲突是指当两种或两种以上的目标都是人们力图回避的事物，因无法同时避开而产生动机冲突，如“前有狼，后有虎”。趋避冲突指同一目标同时具有吸引力和排斥力时产生的欲趋又欲避的动机冲突，如“投鼠忌器”。

（2）确立行动目的 动机冲突解决后，行动目的就可以明确。

（3）方法选择和计划制订 选择行动方法时，要围绕目标，制订出实现目标的一系列配套部署，要做到有先有后、有轻重缓急，选准突破口，优化便捷以取得行动的最好效果。

2. 执行决定阶段 是意志行动的关键，是意志行动的完成阶段。它使头脑中的意图愿望、计划和措施在行动中具体化，是达到预定目的的重要阶段。

（1）克服困难执行计划 在执行决定阶段，既要克服内部困难也要克服外部困难，并接受成败的考验。

（2）实事求是修正计划 执行计划的坚定性，并不意味着机械刻板地行动，要在执行计划过程中实事求是，根据具体情况调整计划，修正计划，实现既定的目标。这也是优良意志品质的表现。

（四）意志的基本品质

意志品质是指一个人在实践过程中所形成的比较明确的、稳定的意志特点。主要包括自觉性、果断性、坚韧性和自制性等。

1. 自觉性 意志的自觉性是指个体自觉地确定行动目的，并独立自主地采取决定和执行决定，使行动达到既定目的。例如，一个人信仰坚定，追求始终如一。

2. 果断性 意志的果断性是意志机敏的表现，意志果断的人善于应对复杂情境，具有迅速而合理地处理矛盾的能力。它反映一个人在行动中的决策速度和深度。与果断性相反的品质是优柔寡断和冒失。

3. 坚韧性 意志的坚韧性是指在执行决定阶段能矢志不渝、坚持到底，遇到困难挫折时能顽强乐观地面对和克服，并把决定贯彻始终。与坚韧性相反的品质是动摇性、执拗和顽固性。例如，半途而废、缺乏韧性、执拗顽固、我行我素、执迷不悟都是意志薄弱的表现。

4. 自制性 意志的自制性是指能够完全自觉、灵活地控制自己的情绪，约束自己的言行。与自制性相反的表现是任性和怯懦，两者都是意志不坚定、缺乏自制性的表现。

（五）意志品质的培养

1. 树立崇高的理想和志向 理想和志向是一种伟大的推动力量，伟大的毅力为崇高的目的而产生，人们有了正确的理想、信念和人生观，才会在人生的道路上，不畏崎岖和曲折，百折不挠，奋勇前进。

2. 理想与具体实际工作相结合 理想的实现要靠脚踏实地的工作来保证。通过实际工作，克服困难、创造条件及长期努力才能实现理想。

3. 积极参加各种实践活动 人们在实践活动中，从确定目的、制订计划和选择方法，到执行决定、付诸行动，整个过程都有意志的参与。

4. 培养健康的体魄 健康的体魄是做好工作的必要条件，体育锻炼不仅可增强体质，也可培养人勇敢、坚毅、机智、果断的意志品质和团结友爱的集体主义精神。

5. 加强意志的自我锻炼 在平凡的日常活动中，要特别注意提高自我认识、自我检查、自我监督、自我评价等能力，严格要求自己，积极克服困难，自觉磨炼意志。

五、注　　意

（一）注意的概念

注意即心理活动的指向性。心理活动或意识在某一时刻所处的状态，表现为对一定对象的指向和集中。即专心致志、聚精会神。注意的核心在于人对输入的刺激信息进行有选择地加工分析并忽略无关的刺激信息。注意本身不是一个独立的心理过程，而是一种伴随心理过程的意识状态。没有注意的参与，任何心理活动都难以顺利进行。

（二）注意的特点

1. 指向性 是指人的心理活动选择了某个对象而忽略了其余对象，实际上是对心理活动的对象所作的一个选择。

指向性是人的心理活动所反映的程度。使这一对象得到鲜明而清晰的反映，而其他事物则处于注意的边缘，对其反映比较模糊，或者根本得不到反映，产生“视而不见、听而不闻”。

2. 集中性 是指个体，将心理活动稳定在所选择的对象上，使反映鲜明、清晰和完善。它使心理活动不仅离开一切无关的事，并且抑制多余的活动。

注意的指向性和集中性是紧密联系不可分割的，它是同一注意的两个方面。指向性是集中性的前提和基础，集中性是指向性的体现和发展，注意能使人对选择的刺激感受性提高，知觉清晰，思维敏捷，行动及时准确。

注意是心理过程的开端，并始终伴随着心理过程而存在，人的一切心理活动都离不开注意。注意不是独立的心理过程，而是永远伴随心理过程的心理现象。

（三）注意的种类

根据有无目的及是否需要意志努力，可以将注意分为无意注意、有意注意和有意后注意。

1. 无意注意 又称不随意注意，由强烈的、新颖的或感兴趣的事物引发的无预定目的和意志努力的注意。无意注意是指没有预定目的，也无须意志努力的注意。如大街上突然响起的警车或救护车尖锐的铃声所引起的注意。

（1）无意注意产生的原因　客观上是刺激物的新异性、强度、对比差异及运动变化性等。三观上是个体的需要、兴趣、情绪、生理心理状态及知识经验等。

（2）无意注意的作用　无意注意既可帮助人们对新异事物进行定向，也能使人们从当前正在进行的活动上被动离开，因此同时具有积极和消极作用。

2. 有意注意　又称随意注意，是自觉的、因预定目的产生的，经过意志努力保持的注意。例如，学生上课、工人做工等。

有意注意主要受意识控制与调节，它与心理活动的任务、目的，个人的人格特征、意志品质及意识水平有关。

有意注意是学习、工作所必需的，但长时间的有意注意会使人感到疲劳、注意力分散。

3. 有意后注意　又称随意后注意，是指事前有预定目的，但无须意志努力的注意。例如，熟练地骑自行车、织毛衣等活动中的注意。有意后注意是在有意注意的基础上发展起来的，其有高度的稳定性，是人类从事创造性活动的必要条件。

（四）注意的基本品质

1. 注意的广度　又称注意的范围，是指一个人在单位时间内能注意的对象的数量。

注意的广度受知觉对象的特点的影响。知觉对象越集中、排列越有规律，越能成为相互联系的整体，注意的范围就越广。另外，个体的知识经验、活动任务、情绪与兴趣状态也影响注意的广度。扩大注意的广度，可以提高学习和工作效率，如“一目十行”就能在同样时间内输入更多的信息。注意的广度受一个人知识经验、知觉活动的任务等影响。

2. 注意的稳定性　又称注意的持久性，是指注意长时间地集中于某种事物或从事某种活动的能力所持续的时间。

一般人集中注意的时间为 10min 左右，注意的稳定性强调的是注意保持在活动的总方向、总目标上，而不是把注意保持在单纯的一项活动上（医生连续几个小时全神贯注地做手术）。注意的稳定性与个体差异和兴趣状态有关，也与训练有关。同注意稳定性相反的心理状态是注意的分散，也叫分心，它由无关刺激的干扰或由单调刺激长期作用所引起。

3. 注意的分配　是指在同一时间内，把注意分配在两种或两种以上活动或对象上的能力（医生给患者做体格检查时，要边检查边观察患者的反应）。

注意分配的条件：在同时做两种或两种以上动作时，必须有一种达到熟练程度。

4. 注意的转移　是指根据一定的目的，主动地把注意从一个对象转移到另一个对象上来的能力。例如，学习时边听课边记笔记；医生一面倾听患者诉说病情，一面对患者进行观察或体格检查等。注意转移能力是可以通过训练提高的，驾驶员、飞行员、乐队指挥、教师等都需要注意转移能力。

注意转移的快慢和难易，在客观上取决于事物的性质和原来注意的紧张度；在主观上取决于人的高级神经活动类型。

第3节　人　　格

一、人 格 概 述

（一）人格的概念

人格一词来源于拉丁语“persona”，原意为戏剧中的面具。它有两个含义：一方面，借用原意，引申为一个人在生命舞台上所扮演的角色。另一方面，指能独立思考、具有独特行为特征的人。我国《心理学大词典》对人格的定义为：人格是指一个人的整个精神面貌，即一个人在一定社会条件下形成的具有一定倾向性的、比较稳定的心理特征的总和。

人格包括人格心理特征、人格心理倾向和自我意识三个方面。人格心理倾向是决定个体对事物的态度和行为的内部动力系统，由需要、动机、兴趣、理想、信念、价值观等构成。人格心理特征即心理特征系统，是个体经常表现出来的稳定的心理特征，它影响个人活动的效能和风格，包括气质、性格、能力等。自我意识是个体对自身及自身与客观世界关系的认识，具有自我控制和调节的功能。

（二）人格的特性

研究人格必须探讨它的特性及表现，这样才能把人格心理与其他心理现象区别开来。人格具有以下几方面特性。

1. 整体性与一致性 人格虽然有多种成分，但对于每一个现实中的人来说，它们并不是孤立存在的，而是密切联系组合成一个有机的整体，受自我意识的调控，具有内在的一致性。人的行为不仅表现为某个特定部位的运动，而是要与其他部位紧密协作，只有这样才能有协调一致的活动。

2. 自然性与社会性 人格是在先天自然素质的基础上，通过后天学习、教育与环境的作用逐渐形成的。因此，人格首先具有自然性，人们与生俱来的感知器官、运动器官、神经系统，特别是大脑在结构与功能上的一系列特点，是人格形成的物质基础与前提条件；但人的人格并非单纯自然的产物，它总是要深深地被烙上社会的烙印。初生的婴儿作为一个自然的实体，还谈不上有人格。人格是在个体生活过程中逐渐形成的，在很大程度上受社会文化、教育教养内容和方式的塑造，即个体社会化结果。人格是自然性与社会性的统一。

3. 稳定性与可塑性 人格的稳定性是指人格不会随着时间或环境的变化而发生显著变化，“江山易改，禀性难移”形象地说明了人格的稳定性。人格的稳定性随个体的成熟逐渐加强，但不是一成不变的，在一些重大事件影响下或某些病理情况下，人格的某些特征会发生改变。当然，人格的变化比较缓慢。由此可见，人格既具有相对的稳定性，又具有一定的可塑性。

4. 独特性与共同性 人格的独特性是指人与人之间的心理和行为是各不相同的。个体的人格是在遗传、环境、教育等影响因素下形成的，不同的遗传基因、后天生活环境，形成了各自独特的心理特点。有的人知觉事物细致、全面，善于分析；有的人知觉事物较粗略，善于概括；有的人情感较丰富、细腻；而有的人情感较冷淡、麻木等。人格的共同性是指某一群体、某个阶级或某个民族在一定的群体环境、生活环境、自然环境中形成的共同的典型的心理特点。正是人格具有的独特性和共同性才组成了一个人复杂的心理面貌。

（三）人格心理结构

人格心理作为整体结构，可划分为既相互联系又有区别的两个系统，即人格心理倾向（动力结构）和人格心理特征（特征结构）。

1. 人格心理倾向 是人格中的动力结构，是人格结构中最活跃的因素，是决定社会个体发展方向的潜在力量，是人们进行活动的基本动力，也是人格结构中的核心因素。它主要包括需要、动机、兴趣、理想、信念与世界观等心理成分。

2. 人格心理特征 是人格中的特征结构，是个体心理差异性的集中表征，它表明一个人的典型心理活动和行为，包括能力、气质和性格。

人格心理倾向和人格心理特征相互联系、相互制约，从而构成一个有机的整体。人格对心理活动有积极的引导作用，使心理活动有目的、有选择地对客观现实进行反映。人格差异通常是指人们在人格心理倾向和人格心理特征方面的差异。

二、人格心理倾向

（一）需要

1. 需要的概念 需要是有机体内部的一种不平衡状态。表现为有机体对内部环境或外部生活条件的稳定要求，并成为有机体活动的源泉。

需要是人格心理倾向的基础，它与人的行为的发生有密切关系。人的活动总是受某种需要所驱使，需要一旦被意识到并驱使人去行动时，就以活动动机的形式表现出来。需要激发人去行动，并使人朝着一定的方向去追求，以求得到自身的满足。同时人的需要又是在活动中不断产生与发展的。当人通过活动满足了原有的需要时，人和周围现实的关系就发生了变化，又会产生新的需要。因此说，需要是人活动的基本动力。

2. 需要的种类 对需要种类的划分有不同的角度，通常从需要的起源和需要的对象两个角度进行分类。

（1）从需要的起源划分 需要包括生理需要和社会需要。

1）生理需要：是为保存和维持有机体生命和种族延续所必需的，人类最原始的和最基本的需要。包括维持有机体内部平衡的需要，如对饮食、运动、睡眠、排泄等的需要；回避伤害的需要，如对有害或危险情境的回避等；性的需要，如对配偶、繁衍后嗣的需要。生理需要是生而就有的，人与动物都存在生理需要，但人与动物表现在生理上的需要是有本质区别的。人的生理需要已被深深地烙上社会的烙印，已不是纯粹的本能驱动。

2）社会需要：是人们在社会活动中，为了提高自己的物质和文化生活水平而产生的高级需求，包括对知识、劳动、艺术创作的需要；对人际交往、尊重、道德、名誉地位、友谊和爱情的需要；对娱乐消遣、享受的需要等。它是人特有的在社会生活实践中产生和发展起来的高级需要。人的社会需要因受社会背景和文化意识形态的影响而有显著的个体差异。

（2）从需要的对象划分 需要包括物质需要和精神需要。

1）物质需要：是指人对物质对象的需求，包括对衣、食、住有关物品的需要，对工具和日常生活用品的需要。物质需要是一种反映人的活动对物质文明产品的依赖性的心理状态。因此，物质需要既包括生理需要又包括社会需要。

2）精神需要：是指人对社会精神生活及其产品的需求，包括对知识的需要、对文化艺术的需要、对审美与道德的需要等。这些需要既是精神需要又是社会需要，是人类特有的。

3. 马斯洛的需要层次理论 美国著名的人本主义心理学家马斯洛认为，一切行为都是由需要引起的，他在1943年出版的《调动人的积极性的理论》一书中提出了著名的需要层次理论。马斯洛把人的多种多样的需要归纳为五大类，并按照它们发生的先后次序分为五个等级。

（1）生理需要 这是人类最原始的也是最基本的需要，包括饥、渴、睡眠、性和其他生理功能的需要，它是推动人们行为的最强大动力。只有在生理需要基本满足之后，高一层次的需要才会相继产生。

（2）安全需要 当一个人的生理需要得到满足后，安全需要就会产生。个人寻求生命、财产等个体生活方面免于威胁、侵犯并得到保障的心理就是安全需要。

（3）爱与归属需要 是一种社会需要，包括与他人建立关系或者感情的联结，以希望为团体与社会所接纳。包括被他人关注、接纳、欣赏、鼓励、支持等需要。

（4）尊重需要 包括受人尊重与自我尊重两方面，前者是希求别人的重视，获得名誉、地位；后者希求个人有价值，希望个人的能力、成就得到社会的承认。

（5）自我实现需要 是指实现个人理想、抱负，最大限度地发挥个人能力的需要，即获得精神层面的真、善、美至高人生境界的需要。自我实现需要是指最大限度地发挥一个人潜能的需要，成为自我实现者。

人类的需要层次，马斯洛是按照三条原则加以安排的。第一，人类基本的需要必先得到满足，然后才会进一步追求较高层次需要。第二，人类需要与个体生长发展密切相关。人出生时，最主要是满足生理需要，然后逐渐考虑到安全、爱与归属、尊重需要，最后才追求自我实现需要，因此，个人需要结构的发展过程呈波浪式演进，各种需要的优势由一级演进至另一级。第三，人类需要的高低层次与个体生存有关。马斯洛认为，一个理想的社会，除了应该满足人们的基本生理需要外，还要满足人们较高层次的需要，并鼓励个人去追求自我实现。一个人只有把个人的需要和国家的需要及社会发展的需要联系起来，才能有永不衰竭的动力，才能充分发挥个人的潜能，达到最大限度的自我实现。

（二）动机

1. 动机的概念 动机是由一种目标或对象所引导、激发和维持的个体活动的内在心理过程或内部动力。动机与需要是紧密联系的。如果说需要是人的活动的基本动力源泉，那么，动机就是推动这种活动的直接力量。

2. 动机的分类 动机对于活动的影响和作用有不同的方面，由此可对动机进行不同的分类。

（1）根据动机的引发原因 可将动机分为内在动机和外在动机。①内在动机是由活动本身产生的快乐和满足所引起的，它不需要外在条件的参与，如自我成长。②外在动机是由活动外部因素引起的，个体追逐的奖励来自动机活动的外部，如为了他人评价而学习等。内在动机的强度大，时间持续长；外在动机持续时间短，常常带有一定的强制性。事实上，这两种动机必须结合起来才能对个人行为产生更大的推动作用。

（2）根据动机在活动中所起的作用不同 可将动机分为主导性动机与辅助性动机。①主导性动机是指在活动中所起作用较为强烈、稳定、处于支配地位的动机。②辅助性动机是指在活动中所起作用较弱、较不稳定、处于辅助性地位的动机。在儿童的成长过程中，活动的主导性动机是不断变化与发展的。事实表明，主导性动机与辅助性动机的关系较为一致时，活动动力会加强；而彼此冲突时，活动动力会减弱。

（3）根据动机的起源 可将动机分为生理性动机和社会性动机。①生理性动机是与人的生理需要相联系的，具有先天性。人的生理性动机受社会生活条件所制约。②社会性动机是与人的社会需要相联系的，是后天习得的，如交往动机、学习动机、成就动机等。

（4）根据动机行为与目标远近的关系 可将动机划分为近景动机和远景动机。①近景动机是指与近期目标相联系的动机；②远景动机是指与长远目标相联系的动机。例如，有的学生努力学习，其目标是期末考试获得好成绩；而有的学生努力学习，其目标是为今后从事医疗事业打基础。前者为近景动机，后者为远景动机。远景动机和近景动机具有相对性，在一定条件下，两者可以相互转化。远景目标可分解为许多近景目标，近景目标要服从远景目标，体现远景目标。“千里之行，始于足下”，是对近景动机与远景动机辩证关系的描述。

3. 动机冲突 在现实生活中，常会同时存在两个或两个以上的动机。如果这些动机同时存在，但不可能同时满足，特别是当这些动机在性质上又相互排斥时，个体难以取舍，表现为行动上犹豫不决，这样的心理冲突称为动机冲突。常见的动机冲突如下。

（1）双趋冲突 两种对个体都具有吸引力的目标同时出现，形成强度相同的两个动机，由于条件限制，只能选其中的一个目标，此时个体常常会表现出难以取舍的矛盾心理，这就是双趋冲突。“鱼与熊掌不可得兼”就是双趋冲突的真实写照。

（2）双避冲突 两种对个体都具有威胁性的目标同时出现，使个体对这两个目标均产生逃避动机，但由于条件和环境的限制，只能选择其中的一个目标，这种选择时的心理冲突被称为双避冲突。“前有悬崖，后有追兵”正是这种处境的表现。

（3）趋避冲突 某一事物对个体具有利与弊的双重意义时，会使人产生两种动机态度：一方面好而趋之，另一方面则恶而远之。想吃鱼又怕鱼刺就是这种冲突的表现。

（4）多重趋避冲突 在实际生活中，人们的趋避冲突常常表现出一种更复杂的形式，即人们面对着两个或两个以上的目标，而每个目标又分别具有吸引和排斥两方面的作用。人们无法简单地选择一个目标，而回避或拒绝另一个目标，必须进行多重选择，由此引起的冲突称多重趋避冲突。例如，有患者既希望能住院治疗，但又怕影响自己的工作；既想接受门诊治疗以减少对工作的影响，但又怕耽误了有效治疗时间。

（三）兴趣

兴趣在人的生活中有着重要的意义。健康而广泛的兴趣使人能体会到生活的丰富和乐趣，深入而巩固的兴趣能成为事业成功的动力。

1. 兴趣的概念 兴趣是指一个人积极探究某种事物及爱好某种活动的心理倾向。它是人认识需要的情绪表现，反映了人对客观事物的选择性态度。

兴趣是需要的一种表现方式，人们的兴趣往往与他们的直接或间接需要有关。一个人对某种事物感兴趣，就会产生接近这种事物的倾向，并积极参与有关活动，表现出乐此不疲的极大热情。人们历来很重视兴趣在教学中的作用，古人云："知之者不如好之者，好之者不如乐之者。"兴趣使人的探究和认识活动染上强烈的、肯定的情绪色彩，从而使这种活动为人所接受和喜爱。

2. 兴趣的分类 根据兴趣的目的不同可将兴趣分类如下。

（1）直接兴趣 是有意义事物本身在情绪上引人入胜而引起的，如人们对一堂生动的课、一场精彩的电影、一首动听的歌曲等的兴趣就是直接兴趣。直接兴趣具有暂时性的特点。

（2）间接兴趣 是指对某种事物或活动本身没有兴趣，但对其结果感到需要而产生的兴趣。例如，有的人对某些课程并不感兴趣，甚至感到乏味，但意识到学好这些课程对将来服务于患者有重要作用，因此刻苦学习，并对此产生兴趣。间接兴趣具有较稳定的特点。间接兴趣在一定条件下可以转化为直接兴趣。

3. 兴趣的品质 是人在认识事物的过程中形成和发展出来的稳定的心理特征，概括为以下四个方面。

（1）兴趣的广泛性 指兴趣范围的大小。有的人兴趣广泛，对许多事物都乐于探求；而有的人兴趣索然，将自己禁锢在个人的小圈子里。

（2）兴趣的指向性 是指兴趣指向于一定的对象或现象。如果一个人有广泛的兴趣但无指向性，则会“样样都喜欢、样样都不专”，结果一无所长。只有将广泛性和指向性相结合，兴趣才能博而专。

（3）兴趣的稳定性 是指对某一事物的兴趣所持续的时间。稳定而持久的兴趣能推动人深入钻研问题，获得系统而深刻的知识。如果兴趣缺乏稳定性，朝三暮四，见异思迁，必然一事无成。

（4）兴趣的效能性 指兴趣对行为产生的效果。例如，一个人热爱运动，运动可以增强体质。兴趣作为一种积极的内在心理倾向，能促使人的行为更加积极主动，从而更高效地完成行为。

三、人格心理特征

（一）能力

1. 能力的概念 能力指直接影响人的活动效率并使活动能顺利完成所必需的心理特征。能力与人们所说的知识、技能是有区别的，能力、知识、技能属于不同的范畴。知识是人脑对客观事物的主观表征。知识有不同的形式：一种是陈述性知识，即“是什么”的知识；另一种是程序性知识，即“如何做”的知识。技能是活动的方式，有时表现为一种操作活动方式，有时表现为一种心智活动（智力活动）方式。而能力是直接影响活动效率的人格心理特征。

人们要完成某种活动，常常不是依靠一种能力，而是依靠多种能力的结合。能把这些能力结合起来顺利完成某种活动就称为才能。

2. 能力的分类

（1）按能力的适应范围 可将能力分为一般能力和特殊能力。一般能力是指完成各种活动都必须具有的最基本的心理条件，如观察力、注意力、分析能力、判断力等。特殊能力是指在某种专业活动中表现出来的能力，如音乐能力、绘画能力、体育能力等。

（2）按创造程度　可将能力分为模仿能力和创造能力。模仿能力是指仿效他人的言谈举止而做出与之相似的行为的能力。创造能力是指产生新的思想和新的产品的能力。

（3）按能力所涉及的领域　可将能力分为认知能力、操作能力和社交能力。认知能力是指人脑加工、储存和提取信息的能力。操作能力是指人们操作自己的肢体以完成各项活动的能力。社交能力是在人们的社会交往活动中表现出来的能力。

3. 影响能力形成和发展的因素

（1）遗传因素　主要指的是一个人的素质或天赋，即一个人生来具有的解剖生理特点，包括其感觉器官、运动器官及神经系统构造和功能的特点等。素质是能力发展的自然基础和前提，如先天失明的人是难以成为画家的；先天失聪的人是难以成为音乐家的。

（2）环境因素　遗传决定了能力发展的可能范围或限度，而环境则决定了在遗传所决定的范围内能力发展的具体程度。环境包括儿童正常发育的条件、家庭、所在的学校及其所处的社会环境。胎儿营养不良，会引起脑细胞数目低于正常数目，造成智力缺陷。大脑的发育，特别需要蛋白质、矿物质、维生素等营养物质的供应。产前环境，如营养因素、母亲服药、母亲怀孕年龄等都可能对其将来的能力发展造成严重的损害。

（3）教育因素　学校教育会对儿童产生有计划、有组织的影响，这种影响不仅包括让儿童掌握知识和技能，还包括发展儿童的能力，培养其健全的人格。发达的社会经济条件、丰富的社会文化生活是能力发展的肥沃土壤，和谐的家庭氛围是能力发展的基石，而教育则是能力发展的关键。

（4）实践活动　是能力发展的重要途径。人的能力是在实践活动中形成和发展的，劳动实践对各种特殊能力的发展起着重要的作用。例如，染色工人能辨别数十种深浅不同的黑色。

（5）主观努力　环境和教育是智力发展的外部重要条件。但人的智力必须通过主体的积极活动才能得到发展。要获得较完备的能力，没有主观的勤奋努力是根本不可能的。常言道："天才出自勤奋。"没有勤奋努力，没有顽强的意志力，任何成就都不可能轻易取得，能力的发展更无从谈起。

（二）气质

1. 气质概述　气质表现在情绪和行为发生的强度、速度、灵活性和持久性等方面的动力性和个性心理特征，即俗称"脾气、秉性"。例如，有的人性情急躁，遇事不假思索而常常大发脾气；有的人处事冷静沉着，不轻易发脾气；有的人动作灵巧，言语迅速而有力量，易适应变化的环境；有的人行动缓慢，言语乏力。这些心理活动的动力性特征，给个体的心理表现涂上了一层色彩，体现出人的气质特征。

2. 气质学说　关于气质的生理机制，比较有代表性的学说如下。

（1）气质的体液说　公元前5世纪，古希腊著名医学家希波克拉底认为，不同的人有不同的气质。他认为人体中有来自不同器官的四种体液，血液生于心脏，黄胆汁生于肝脏，黑胆汁生于胃部，黏液生于脑部。机体的状态决定四种体液的混合比例。

根据这些体液的混合比例中哪一种占优势，把人分为四种类型的气质：多血质、胆汁质、黏液质和抑郁质。血液占优势的是多血质，黏液占优势的是黏液质，黄胆汁占优势的是胆汁质，黑胆汁占优势的是抑郁质。体液说虽然未被科学研究所证实，但在日常生活中确实可以观察到它所描述的人的四种气质类型。正因为这样，希波克拉底提出的关于四种气质类型的概念一直沿用至今。

1）多血质：属于敏捷好动的类型。这种气质类型具有很强的耐受性、兴奋性、敏捷性和可塑性，反应速度快，感受性较弱。情绪易表露，也易变化，敏感。在行为上，这种气质类型的人热情活泼、敏捷、精力充沛，适应能力强，善于交际，常能机智地摆脱窘境。他们思维灵活，主意多，常表现出机敏的工作能力和较高的办事效率，对外界事物有广泛的兴趣，人格具有明显的外向性；易适应环境，善交际，但与人交情粗浅。

2）胆汁质：属于兴奋热烈的类型。具有这种气质类型的人感受性较弱，耐受性、敏捷性、可塑性较强，兴奋比抑制占优势；行为表现常常是反应迅速、行为敏捷。在言语、表情、姿势上都有一种强烈的热情，在克服困难上有坚韧不拔的劲头。智力活动具有极大的灵活性，但理解问题有粗枝大叶、不求甚解的倾向。

3）黏液质：属缄默而沉静的类型。这种气质类型感受性弱，敏捷性、可塑性、兴奋性也弱，但耐受性强。这种气质类型的人行为表现为缓慢、沉着、镇静、有自制力、有耐心、刻板、内向。他们不易接受新生事物，不能迅速适应变化了的环境，与人交往适度、情绪平稳，喜沉思，在做任何工作之前都要细致考虑。能坚定执行已做出的决定，不慌不忙地去完成工作。

4）抑郁质：属呆板而羞涩的类型。这种气质类型的人感受性很强，常为一点微不足道的事而动感情，耐受性、敏感性、可塑性、兴奋性都很弱。他们的行为表现为孤僻，动作缓慢，很少表现自己，尽量摆脱出头露面的活动，避免与陌生的、刚认识的人交际。在新的环境下，他们容易惶惑不安，在强烈和紧张的情形下容易疲劳，在熟悉的环境下表现很安静，动作迟缓，软弱。他们具有高度情绪易感性，情绪体验方式少，但体验深刻、强烈而持久且不显露。

当然，应当指出的是，并不是所有的人都可按照这四种气质类型来划分，只有少数人是四种气质类型的典型代表，大多数人都是近似于某种气质，同时又与其他气质结合在一起。有些人的气质甚不属于上述四种气质中的某一种，也不是某几种气质的结合，是介于各种类型之间的中间类型。总之，气质表现在人的活动的积极性、行为的敏捷性、情绪的兴奋性、适应环境的灵活性等几个方面。

（2）气质的激素说　伯曼等认为，气质差异是由不同的内分泌腺分泌的激素决定的。并由此将人分为甲状腺型、肾上腺型、副甲状腺型、性腺过分活动型及脑垂体型。例如，甲状腺型的人表现为体格健壮、感知灵敏、意志坚强、任性主观、自信心过强；脑垂体型的人表现为性情温柔、细致忍耐、自制力强。

这个学说虽然有一定的事实根据，但气质的直接生理基础主要是神经系统的特性。显然，激素说片面强调了内分泌腺对人气质的决定作用。但从神经-体液调节来看，内分泌腺的活动对气质的影响是不可忽视的。

（3）气质的体型说　德国精神病学家克瑞奇米尔从生物学观点出发研究气质类型。他认为人的体格和气质有关，并进一步认为，精神病患者与正常人只有量的差别。

克瑞奇米尔按体型划分人的气质，分为肥胖型（即躁郁性气质）、瘦长型（即分裂性气质）、筋骨型（即黏着性气质）。例如，肥胖型的人产生躁郁性气质，其行动倾向为善交际、表情活泼、热情、平易近人等；瘦长型的人产生分裂性气质，其行动倾向为不善交际、孤僻、神经质、多思虑等；筋骨型的人产生黏着性气质，其行动倾向为迷恋、认真、理解缓慢、行为较冲动等。他认为三种体型与不同精神病的发病率有关。克瑞奇米尔的类型理论，把一切人都归入精神病患者的类型，显然是片面的。

气质的体型说从生物学的观点出发试图划分气质类型并找出生理方面的原因，有积极的启示作用，但这种理论基本以临床观察材料为依据，是不够科学的，也忽视了人的体型会因环境、生活、年龄等因素的变化而变化，故还有待进一步研究。

（4）气质的高级神经活动类型说　对气质的生理基础进行科学探讨，是由巴甫洛夫在对大脑两半球皮质活动的研究中开创的。他认为大脑皮质的神经过程（兴奋和抑制）具有三个基本特性，强度、平衡性和灵活性。

神经过程的兴奋和抑制强度是指神经细胞和整个神经系统的工作能力和界限。兴奋和抑制的平衡性，是指兴奋和抑制的相对均势或优势；兴奋和抑制的灵活性，是指兴奋和抑制相互转换的速率。

巴甫洛夫认为，神经过程三个基本特性的独特结合形成了高级神经活动的四种基本类型　即兴奋型、活泼型、安静型、抑制型，并且外部主要表现相当于体液说的四种气质类型表现（表 2-1）。

表 2-1 高级神经活动类型与气质类型

神经过程的基本特征			高级神经活动类型	气质类型	主要表现特征
强度	平衡性	灵活性			
强	不平衡	—	兴奋型（不可遏制型）	胆汁质	反应迅速、外向、兴奋、热情、急躁、易冲动
强	平衡	灵活	活泼型（灵活型）	多血质	外向、敏捷、活泼、适应能力强、兴趣广泛、善交际
强	平衡	不灵活	安静型（不灵活型）	黏液质	内向、沉着、自制力强、耐心、情绪稳定、刻板、行为缓慢
弱	不平衡	—	抑制型（弱型）	抑郁质	安静、孤僻、动作迟缓、敏感多疑、情绪体验深刻不外露

3. 气质的意义 气质是个体心理活动的稳定性的动力特征，并表现在外部行为上，它在人的认知活动、情绪活动和意志活动中都会有所表现，使其人格具有一定的色彩。气质类型既有可能向积极的一面发展，也有可能向消极的一面发展。那么，气质对人的实践活动有何影响呢？

（1）气质类型不决定人的社会价值 气质不能决定一个人的行为方向和水平，一个人做什么、怎么做，是由个人的动机、信念价值观等决定的。任何一种气质类型都有其积极的一面，也有其消极的一面。例如，多血质的人，情感丰富，工作能力强、灵活、亲切、易与人相处，但缺乏一贯性，也可能感情用事；胆汁质的人，生气勃勃、动作迅速、积极、能干，但也可能任性、暴躁、易感情用事；黏液质的人，稳重、踏实、冷静、坚毅、自制，但也可能孤僻、死板、冷淡、易固执；抑郁质的人，敏感、细致、稳重、情绪体验深刻，但缺乏热情、易多疑。可见，气质本身并无“好”“坏”之分，任何一种气质类型的人，既可以成为品德高尚的人、有益于社会的人，也可成为道德堕落、有害于社会之人。不能依据个体的气质类型去判断一个人的社会价值。

（2）气质不决定人的成就和智力发展水平的高低 气质特征只能影响智力活动的方式，使智力活动带有一定的色彩。在同一实践领域有成就的人物当中，可以找出不同气质类型的代表；在不同实践领域中的杰出人物里，也可以找出同一气质类型的代表。可见，任何一种气质类型的人，都有可能成为本实践领域的专家，也可能一事无成。在各种实践领域中，气质虽不起决定作用，不决定人的社会价值和智力发展水平，但并不是毫无意义的，不同的气质类型对工作效率、工作方式都有一定的影响。

（3）气质与职业的适应性 不同气质类型特点的个体在组织实践活动时，有其独特的适应性，因此个体的工作风格具有其气质的色彩。不同的气质特点对环境刺激有不同的适应性，因此不同气质类型的个体对环境有不同的选择和反应倾向。例如，如果提供两种读书的地方，一种是安静的没有人来打扰的隔离的单间，一种是可以和别人交流的大房间。调查发现，内向型个体喜欢安安静静一个人看书，外向型个体喜欢有机会与人交流，也喜欢周围有一些声音。如果周围太安静了，外向型的人反而会不适应，外向型个体在安静的环境里难以集中注意力，除非学习内容特别有趣。不同气质特点对延续性刺激也有不同的适应性，因此不同气质类型的个体对于工作的时间安排有不同的方式，抑郁质类型的个体喜欢长时间地进行同一种内容的任务，黏液质个体则能坚持长时间的工作。胆汁质和多血质类型的人，更适于要求迅速、灵活反应的工作，而黏液质和抑郁质类型的人，更适于要求细致持久的工作。对一般性的任务，气质类型对工作效率的影响并不显著，也就是说不同气质类型者的最终工作效率可以差不多，因为每一种气质类型的不足可以通过另一方面的优势来补充，如黏液质个体的速度缓慢可以通过耐心细致来弥补。正是这种补偿作用，气质在一般的工作中显示不出有什么影响。但某些特殊的工作和职业，就对气质类型有特殊的要求，如宇航员、飞行员、从事大运动量项目的运动员等，需要有胆有识、较强的抗干扰能力，如果不具备这些特点，就难以有效完成本职工作。因此，在这些领域内更有必要把气质测定作为选拔胜任该项工作人才的一个标准。

气质类型的不同特征的存在表明，行为方式的适宜和有效没有统一的标准。个体在日常的生活中也需要主动进行选择调整，注意自己的自然倾向性，不断自我发现和自我调节，发现自己的气质特点，形成有效的个人风格。

（4）气质类型与教育　在少年儿童的成长过程中，父母和教师的教育方式影响非常大。教师和父母了解人的气质特点，对于做好教育工作，培养少年儿童的良好人格，具有重要意义。

要正确认识和对待不同气质类型的少年儿童，培养他们的健康人格。教师应当认识到每一个人的气质都有优点和缺点，都有可能掌握好知识技能，形成优良的人格品质，成为有价值的社会成员。不能误解气质特点，把一些气质具有的容易分心、反应慢、操作精确性差视为学习态度或能力水平差的表现，而采取不恰当的方式对待，影响儿童的人格发展。了解气质特点对学习行为的具体影响，才能给儿童适宜的指导和帮助。教师应依据人的不同气质特征，采取不同的教育策略，利用其积极方面，塑造优良的人格品质，防止人格品质向消极方向发展。

（5）气质与身心健康　气质直接影响人的身心健康，这是因为不同气质类型个体的生理特点及其适应环境的能力是不同的。不同气质类型的个体对于不同意义的刺激有不同的敏感性倾向，也容易形成明显不同的情绪倾向。在特殊情绪或较强刺激下，承受能力的限制会导致适应障碍。例如，根据临床观察，极端的胆汁质和抑郁质类型的人是神经症或精神病的主要候补者。过度紧张和长期疲劳，会使胆汁质者的神经衰弱发展严重，从而可能发展为躁狂抑郁症。而难度较大的任务和不幸的遭遇会使神经脆弱、易受暗示的抑郁质者出现极端自我暗示和情绪化的歇斯底里，或发展为精神分裂症。所以对极端胆汁质和抑郁质类型的个体需要给予特别的照顾。

（三）性格

1. 性格的概念　性格是人对现实的稳定态度及与之相适应的、习惯化的行为方式上的个性心理特征，是人格的核心。性格包含两个关键要素：一是稳定的态度，二是惯常的行为方式。例如，一个人对待同事热情助人，对自己严格要求、开朗自信，对待工作勤勤恳恳、认真负责，在对待他人、自己及工作的稳定态度和与之相适应的习惯化了的行为方式中表现出的独特心理特征就构成了该个体的性格特征。

2. 性格的特征　综观性格构成的各种特性，可以按照以下四个组成部分进行分析。

（1）性格的态度特征　是指如何对待和处理社会各方面关系的性格特征。主要表现在对社会、集体和他人的态度；对学习、工作、劳动的态度及对自己的态度。如有的人关心社会、热爱集体，有同情心、能体贴人、认真负责；而有的人虚伪、狡诈、冷酷无情、傲慢、懒惰等。

（2）性格的意志特征　是指一个人在自觉调节自己的行为方式和水平上表现出来的心理特征。主要包括对行为目标明确程度的特征，如是富于自觉性还是盲目被动性，具有独立性还是易受暗示等；对行为自觉控制水平的特征，如有自制力还是缺乏自制力，是持之以恒还是半途而废；在紧急或困难情况下表现的意志特征，如是镇定还是惊慌，是果断还是犹豫不决，是坚定不移还是知难而退；在贯彻执行决定上表现出来的特征，如是严肃认真还是轻率马虎等。自觉性、自制性、果断性和坚韧性是坚强意志的重要特征。

（3）性格的情绪特征　是指情绪的强度、稳定性、持久性及主导心境等方面的特征。情绪的强度特征，表现在情绪对人的行为活动的感染程度和支配程度及情绪受意志控制的程度上。有的人情绪活动一经发起，就非常强烈，很难用意志加以控制，仿佛整个自我被情绪支配着；有的人情绪体验微弱，容易用意志控制情绪，显得冷静、安宁。情绪稳定性，表现在情绪的起伏、波动的程度上。有的人时而平静，时而激动，忽冷忽热，情绪很易波动；有的人情绪则不易起伏变化，即使遇到挫折，也能保持冷静。情绪的持久性，表现在情绪活动持续的时间上。有的人情绪体验时间较长，有的人情绪稍见即逝。在主导心境方面，有的人经常精神饱满、欢乐愉快，是个乐观主义者；有的人则常抑郁消沉、多愁善感等。

（4）性格的理智特征　表现在感知、记忆、思维和想象等认知方面的特点。人的认知水平的差异，便构成能力（智力）特征，人的认知活动特点与风格，构成性格的认知特征。主要表现在：感知方面的性格特征，有被动感知型和主动观察型、详细分析型和综合概括型、快速识记型和精确感知型、描述型和解释型等；记忆方面的性格特征，有直观形象型与逻辑思维型、快速识记型与精确识记型、保持持久型与迅速遗忘型等；思维方面的性格特征，有独立型与附和型、深刻型与肤浅型、分析型与综合型等；想象方面的性格特征，有主动想象型与被动想象型、狭隘想象型与广阔想象型、创造想象型与再造想象型、现实幻想型与空想型等。

3. 性格的分类

（1）按照心理活动的心理功能　分为理智型、意志型、情绪型。

1）理智型：这类人常以理智的尺度衡量一切，并支配行动，如对事物的观察偏于精细，或有时粗枝大叶、一扫而过等。

2）意志型：遇事具有明确的目标，行动主动。具体表现为有自制力、果断性、勇敢而任性，或鲁莽、怯懦等意志性行为。

3）情绪型：这类人的情绪体验深刻，举止易受情绪的影响。具体表现在情绪上，如欢乐、愉快、安乐、宁静，或抑郁低沉、暴怒、烦躁不安等。

（2）按照心理活动的倾向性　分为内向型和外向型。

1）内向型：内心活动比较突出，好幻想，较孤僻，或深沉文静、庄重羞怯、反应微慢、顺应困难等，多属于内心活动的表现。

2）外向型：心理活动倾向于外部，如开朗活泼、热情大方、善于交际等。

（3）按照心理活动的独立性　分为独立型和顺从型。

1）独立型：具有坚定的个人信念，独立性强，不易受其他因素干扰，善于发挥自己的力量，但喜欢把自己的意志或意见强加给别人。

2）顺从型：顺应性强，易受暗示，容易接受别人的意见，有时会屈从他人的权势。

但是，鲜明突出的性格并不等于就是完美、健全的性格。心理学家认为，性格特征有上百种甚至上千种。所谓完美、健全的性格，并不是这些性格特征的机械组合，而是把许多良好的性格特征有机地统一起来，加以学习、培养、塑造。然而，人们在现实生活中，又常常表现出双重或多重的性格特征。这就说明，一个人的气质难以改变，但性格是可以塑造的。

（4）按个体对心身疾病的易罹患性　分为 A 型性格、B 型性格和 C 型性格。

1974 年，福利曼和罗斯曼描述了 A/B 型性格类型，近年来人们在研究性格和工作压力的关系时，常使用这种分类。

1）A 型性格：表现为时间紧迫感、脾气暴躁、容易激动、争强好胜、对人有敌意等。A 型性格的主要特点是性情急躁。他们的成就欲高，上进心强，有苦干精神，工作投入，做事认真负责，时间紧迫感强，富有竞争意识，外向，动作敏捷，说话快，生活常处于紧张状态，但办事匆忙，社会适应性差，属于不安定型性格。具有这种性格特征的人易患冠心病。

2）B 型性格：表现为悠闲自得、随遇而安、行为迟缓、顺从安宁、平和等。B 型性格的主要特点是性情不温不火，举止稳当，对工作和生活的满足感强，喜欢慢步调的生活节奏，在需要审慎思考和耐心的工作中，B 型性格人常常比 A 型性格人适合，他们属于较平凡的人。对冠心病患者的调查表明，B 型性格只占患者的 1/3。

3）C 型性格：表现为性格克制、压抑情绪、压抑愤怒、易焦虑抑郁、谦虚、谨慎、过度压抑、过分忍耐等。

4）A 型性格、C 型性格与疾病：A 型性格易患心血管疾病，C 型性格易患肿瘤。

4. 影响性格形成的因素　人的性格形成发展受到多种因素的制约，概括起来主要有遗传、环境和教育等因素。

（1）遗传因素 遗传是指人从先辈那里继承下来的生理解剖上的特点，如机体的结构、形态及感官和神经系统的特征，特别是脑功能的特点等。这些遗传的生理特点也称遗传素质，是人身心发展的物质基础和自然条件。没有从遗传获得的机体，也就没有个体的发展。与此同时，不同个体之间在遗传素质上是存在客观差异的。每个人表现出来的智力水平和人格特征，在一定程度上受遗传因素的影响。但是，遗传对人的性格形成发展的作用只限于提供物质的前提，提供发展的可能性，它不能决定人的发展。如果离开了后天的社会环境和教育，遗传提供的可能性并不会转化为现实。在正确分析遗传在人发展中的作用的同时，要反对形形色色的遗传决定论。在遗传决定论者看来，人的知识、能力和人格等如同其眼、齿和手指一样，是自然赋予的，是先天得来的，教育和环境对其是无能为力的，即人们的遗传素质决定着一切。遗传决定论者完全用生物学的观点分析人的发展，否定社会环境对人的发展产生的巨大影响，贬低教育的巨大作用，是极其片面和有害的。

（2）环境因素 环境即围绕在人们周围、对人的发展产生影响的外部世界，它包括自然环境和社会环境两个方面。在人的性格形成发展中，社会环境起着更为主导的作用。环境影响人，主要是通过社会环境实现的。社会环境包括社会文明的整体水平，即社会生产力的发展水平、社会物质生活条件及社会的政治经济制度和道德水准，其中最主要的是社会发展的程度和个人拥有的社会关系。环境对青少年发展的影响虽然是经常的和广泛的，但这种影响在大部分情况下是自发的、分散的和偶然的。它对人的性格形成发展有时可能起有利的、积极的影响，有时可能起不利的、消极的影响。人并不是被动、消极地接受环境的影响。由于人所具有的主观能动性，人在环境面前并不是无能为力的，人不但能正确认识外部世界，还能主动改造世界，不仅是环境改造人，人也可以反过来改造环境，通过改造环境来更好地适应外部环境。那种认为人的发展是由环境消极决定的环境决定论是错误的。

（3）教育因素 人的性格形成发展是在遗传、环境和教育的影响下实现的，其中教育在人的性格形成发展中起主导作用，这是因为：①教育是一种有目的、有计划、有组织、系统地培养人的活动。它根据一定社会发展的要求，以及青少年身心发展的规律，选择适当的教育内容，采取有效的教育方法，对人进行系统的教育和训练，保证了人的发展方向，从根本上消除了环境对人的影响的自发性和盲目性。②教育是教师根据一定社会发展的要求，对青少年施加影响，促进他们获得全面发展的活动。③在人的一生中青少年时期是最需要受教育也最适宜受教育的时期。青少年时期正是长知识、长身体和世界观逐步形成的重要时期，他们的知识比较贫乏，经验不足，独立思考问题的能力和判断是非的能力还不强，其成长有赖于正确教育的引导。由于青少年身心发展的特点，教育所起的作用是主导的。

影响人们性格的除了心理素质外，更重要的是社会实践。在社会实践中，人的性格会得到发展和改变。因此，要不断地、主动有意识地加强自己的品德修养，在社会活动中，多表现性格积极的方面，控制消极方面的表露，在不知不觉中，使自己的性格得到改变，成为有修养、讲道德的人。

四、自我意识

（一）自我意识的概念

自我意识是一个人对自己的认识和评价，包括对自己心理倾向、个性心理特征和心理过程的认识与评价。正是由于人具有自我意识，人才能对自己的思想和行为进行自我控制和调节，形成完整的人格。

（二）自我意识的结构

自我意识的结构从知、情、意三方面分析，是由自我认知、自我体验和自我调节（或自我控制）三个子系统构成。因此，自我意识也叫自我调节系统。

1. 自我认知 是对自己的洞察和理解，包括自我观察和自我评价。

2. 自我体验 是伴随自我认知而产生的内心体验，是自我意识在情感上的表现。

3. 自我控制 是自我意识在行为上的表现，是实现自我意识调节的最后环节。

自 测 题

A_1/A_2型题

1. 关于心理的实质，说法错误的是（　　）
   A. 是脑的功能
   B. 是对客观现实的反映
   C. 是对主观世界的反映
   D. 是主观能动的反映
   E. 客观现实是心理的源泉
2. 比较微弱又比较持久的情绪状态指的是（　　）
   A. 情感　　B. 心境
   C. 分配　　D. 激情
   E. 道德感
3. 信息在人脑中储存 1min 以上，甚至终生不会忘记的记忆是（　　）
   A. 瞬时记忆　　B. 短时记忆
   C. 长时记忆　　D. 永久记忆
   E. 短暂记忆
4. 遗忘的进程是不均衡的，规律是（　　）
   A. 先快后慢　　B. 先慢后快
   C. 先后无差别　　D. 越来越快
   E. 匀速进行
5. “想吃零食又怕长胖”属于（　　）
   A. 双趋冲突　　B. 双避冲突
   C. 趋避冲突　　D. 多重趋避冲突
   E. 双重趋避冲突
6. 关于情绪和情感的关系，下列哪项是错误的（　　）
   A. 情绪具有短暂性，情感具有持久性
   B. 情绪带有冲动性，情感具有稳定性
   C. 情绪多与生理需要相联系，情感多与社会需要相联系
   D. 情感受情绪制约
   E. 情绪是情感的基础
7. 按照刺激的来源可把感觉分为（　　）
   A. 视觉和听觉
   B. 外部感觉和内部感觉
   C. 运动觉、平衡觉和机体觉
   D. 视觉、听觉、嗅觉、味觉和皮肤感觉
   E. 嗅觉和味觉
8. 皑皑白雪，在晚霞的映照下，呈现出一片红色，但是我们对雪地的知觉仍然是白色。这是因为知觉具有（　　）
   A. 理解性　　B. 对比性
   C. 整体性　　D. 恒常性
   E. 选择性
9. 学习护理操作时，根据老师的示范进行思考和练习属于（　　）
   A. 形象思维　　B. 动作思维
   C. 抽象思维　　D. 创新思维
   E. 逻辑思维
10. “一目十行”是形容注意的（　　）
    A. 广度　　B. 稳定性
    C. 分配　　D. 转移
    E. 范围
11. “入芝兰之室，久而不闻其香”，说明（　　）
    A. 嗅觉的绝对感觉阈限较高
    B. 联觉现象　　C. 感觉的对比
    D. 感觉的相互作用　　E. 感觉的适应
12. 形容某人工作勤奋，是体现其人格中的（　　）
    A. 性格特征　　B. 气质特征
    C. 能力特征　　D. 动机特征
    E. 兴趣特征
13. 气质的生理基础与以下哪一项有关（　　）
    A. 体液　　B. 血型
    C. 内分泌活动　　D. 高级神经活动类型
    E. 体型
14. 从近距离观察某一座标志性建筑时，虽然落在视网膜上的成像会很大，但并不改变人们对其实际大小的知觉，这是因为知觉的（　　）
    A. 理解性　　B. 整体性
    C. 选择性　　D. 错觉
    E. 恒常性
15. 人类积累经验和知识的重要记忆形式是（　　）
    A. 感觉记忆　　B. 瞬时记忆
    C. 短时记忆　　D. 长时记忆
    E. 信息编码
16. 做梦是一种（　　）
    A. 妄想　　B. 有意想象
    C. 无意想象　　D. 创造想象
    E. 幻想
17. 有关心理现象的实质以下哪一项叙述不正确（　　）
    A. 客观现实是心理活动的源泉和内容
    B. 脑是产生心理的器官
    C. 心理现象是人脑对客观现实的客观反映
    D. 人的社会化对人的心理发展具有重要意义
    E. 心理现象是人脑对客观现实带有主观色彩的反映
18. 观察力、记忆力、逻辑思维能力等属于（　　）
    A. 模仿能力　　B. 特殊能力
    C. 一般能力　　D. 操作能力
    E. 创造能力

B₁/B₂ 型题

（19～23 题共用选项）

A. 需要　　B. 想象
C. 注意　　D. 错觉
E. 意志

19. 人类制订行动目标，调节自身行动，克服困难，努力实现预定目标的心理过程为（　　）
20. “杯弓蛇影”的寓言反映哪一种心理现象（　　）
21. 对已有的表象进行加工改造，并形成新形象的过程称为（　　）
22. 属于人格心理倾向内容的是（　　）
23. 伴随心理过程并在其中起指向和集中作用的心理活动是（　　）

（24、25 题共用选项）

A. 指向性和集中性　　B. 形象性和新颖性
C. 间接性和概括性　　D. 直接性和整体性
E. 整体性和理解性

24. 知觉的特征是（　　）
25. 思维的特征是（　　）

（26、27 题共用选项）

A. 认识、情感和意志
B. 能力、气质和性格
C. 自我认知、自我体验和自我控制
D. 心理过程和人格
E. 人格心理倾向和人格心理特征

26. 人格心理特征可以分为（　　）
27. 心理现象一般可以分为（　　）

（黄　静　张　帆）

第3章
心理应激与心身疾病

学习目标

1. 素质目标　具有大健康观和整体护理思想，培养关爱患者，注重对患者进行人文关怀的意识；具有积极的心理品质，积极主动应对压力。

2. 知识目标　掌握应激的理论模型；熟悉心身疾病的概念、范围与防治，心理防御机制的应用；了解应激源的种类，应激和心理应激的概念。

3. 技能目标　能够为心身疾病患者提供相应的心理干预策略与方法。

第1节　心理应激

案例 3-1

患者，女，40 岁。近日在常规查体中，发现右侧乳腺单发肿物，边界不清，后经磁共振检查及组织病理学检查，确诊为乳腺癌，未转移。此前，患者未感受到身体有任何不适。目前入院治疗。患者目前情绪低落，为自己的病情担心不已，睡眠差，情绪不稳，与家人沟通不畅，为此，家人十分苦恼。患者大学文化，平素个性好强，不善言辞，情感细腻。近 2 年来，职业发展处于上升期，工作压力较大。患者在拼搏事业的同时，也不想放弃对家庭的维护，尤其对孩子的学业发展一直以来都是亲力亲为。

问题：1. 该患者目前处于何种心理状态？

2. 患者所患疾病与其心理社会因素是否有关？

3. 针对该患者，护理人员应作出哪些方面的心理干预？

一、应激与心理应激的概念

（一）应激的概念

应激（stress）是机体对伤害性刺激物产生的一系列非特异性、适应性全身反应。应激一词最早由美国学者坎农（1925 年）在医学领域使用，他发现了个体在暴露于恶劣环境时出现的搏斗-逃跑反应，并认为此时该个体正处于应激状态中。1936 年，加拿大生理学家塞里（H.Selye）提出“一般适应综合征”和应激概念，标志着现代应激研究的开始。20 世纪 60～80 年代，拉扎勒斯（Lazarus）等研究认知和应对方式在应激中的中介作用，从而将应激研究逐渐引向应激、认知评价和应对方式等多因素的关系方面。

应激的含义可概括为以下几点。

1. 应激是一种刺激物　把应激看作是一种来源十分广泛的刺激物。应激源不一定都是不愉快的，如庆典、节日等重大活动就可以带给人们愉悦的体验。

2. 应激是机体对刺激的一种反应　应激是机体对不良刺激或应激情境的反应。应激是一种机体对环境需求的反应，是机体固有的、具有保护性和适应性功能的防卫反应。

3. 应激是一种察觉到的威胁或挑战　个体察觉或估计到某种刺激源具有威胁和挑战，这种估计来自对环境需求的情境及个体处理这些需求的能力的评价。

（二）心理应激的概念

心理应激是个体在生活适应过程中，当察觉环境要求与自身应对能力不相平衡时产生的心身紧张状态，这种心身紧张状态倾向于以一种非特异性的生理心理反应表现出来。其结果可以是适应或者不适应。

二、应激的过程

应激是以认知评价因素为核心的多种因素综合作用的过程，应激过程可以分为输入、中介、反应、结果四个部分，可从应激源、中介机制和应激反应三个方面及其相互关系来进行认识，见图3-1。

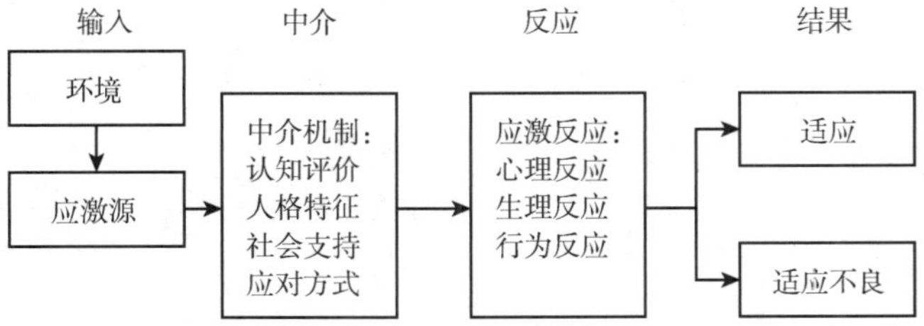

图3-1　应激的过程

（一）应激源

按照应激源的内容，可将应激源分为以下四类。

1. 躯体性应激源　指直接作用于躯体而产生应激反应的刺激物，包括各种理化因素、生物学因素和疾病因素，如高温、低温、中毒、感染、外伤等健康问题。

2. 心理性应激源　指人们在学习、工作、生活过程中体验到的各种压力、心理冲突、挫折和不良情绪刺激等，这些刺激引起机体稳态失调的同时，也产生心理适应或者适应不良。

3. 社会性应激源　指来自社会、自然环境的刺激因素，包括社会大环境的变迁、动荡和自然环境的重大变化。社会环境的变迁、动荡常波及每个社会成员，如战争、政治动荡、社会失控等；而自然环境的重大变化包括自然变故事件和人为变故事件，前者如洪水、风暴、地震、山体滑坡等，后者如工业噪声、污染、暴力袭击等。

4. 文化性应激源　指人生观、价值观、宗教信仰、生活方式、语言、风俗习惯等方面给个体带来的刺激。当个体经历环境迁移、时期变迁、状态更替时，常面临文化性应激源的挑战。例如，个人从农村迁移至大城市、从学生时代进入工作阶段、从富有到贫穷等。

医学心理学中常用“心理社会因素”来泛指心理应激源。为了更好地进行研究，许多学者致力于对心理社会因素的客观评定系统进行探索。1967年美国学者霍尔姆斯和雷赫依据对5000多人进行社会调查和实验所获得的资料编制了社会再适应评定量表（SRRS），对生活事件进行量化。量表将43项不同类型的生活事件予以量化，标以不同的“生活变化单位”（LCU）并予以评分。利用此表查得LCU的分值与多种疾病明显相关，并可预测来年健康或患病的可能性。霍尔姆斯早期研究发现，若LCU一年累计的总分值超过300，第二年患病的可能性达86%；若LCU总分值在150～300，次年患病的可能性达50%；LCU总分值为150以下者，第二年可能保持健康，见表3-1。

（二）中介机制

1. 认知评价　是指个体从自己的认知角度对遇到生活事件的性质、程度和可能危害情况作出的估计，同时也估计面临应激源时个体可动用的应对资源。由于个人的认知应对特点不同，同样的生活事件，不同的个体会产生不同的认知评价，采用不同的应对方式，从而决定了这一生活事件是否引起应激反应及其强烈程度。

表 3-1　社会再适应评定量表

生活事件	LCU	生活事件	LCU
配偶亡故	100	个人患病或受伤	53
离婚	73	结婚	50
夫妻分居	65	失业	45
入狱	63	夫妻破镜重圆	45
亲人亡故	63	退休	45
家庭中有人生病	44	改变生活条件	25
怀孕	40	个人生活习惯改变	24
性生活障碍	39	与上级矛盾	23
家庭又添新成员	39	改变工作时间或环境	20
改变买卖行当	39	迁居	20
经济状况改变	38	转学	20
密友亡故	37	改变消遣方式	19
改行	36	改变宗教活动	19
夫妻争吵加剧	35	改变社交活动	18
中等负债	31	少量负债	17
抵押被没收	30	改变睡眠习惯	16
改变工作职位	29	生活在一起的家庭成员变化	15
子女成年离家	29	改变饮食习惯	15
官司缠身	29	休假	13
个人有杰出成就	28	过圣诞节	12
配偶新就业或刚离职	26	轻微的违法行为	11
初入学或毕业	26	—	—

注：LCU 指生活变化单位。

认知评价与个体本身的人生观、价值观、道德观、性格特征、年龄、性别、身体状况、知识经验、能力才干、社会关系及经济实力等诸多因素有关。因而，提高个体各方面的素质，有利于正确进行认知评价，减缓应激对心身的损害。

2. 人格特征　具体作用表现在以下几个方面。

（1）决定个体的行为类型，影响生活方式、生活习惯。

（2）影响个体对各种应激的认知评价而产生不同的心理和生理反应，如两个人同样受到上级批评，性格内向的人可能烦恼不已，而性格外向者则可能不以为然。

（3）影响个体对应激的应对和防御方式的选择，进而影响适应能力和应对效果。

（4）影响个体同他人的人际关系，进而决定社会对其支持的数量和个体对社会支持的利用程度。在日常生活中可以看到，一个孤僻、不好交往、不善言辞、对周围的人和事毫不关心的人，是很难得到较多数量及高质量的社会支持的。

同样的社会心理刺激，作用于不同人格特征的个体，可以导致机体产生不同的生理、生化变化，因而可能导致罹患不同的心身疾病。具体来说，不同人格的人可以患不同的心身疾病，几种心身疾病患者之间可能存在一些相同的人格特征。

3. 社会支持　是指个体与社会各方面的联系程度，包括与家庭、亲友、同事、党团、工会组织等的联系。一般来说，社会支持可以给予个体精神与物质上的帮助和支援，具有减轻应激反应的作用，是应激过程中个体的"可利用的外部资源"。它本身对健康并无直接作用，是通过提高个体对生活事件的应对能力和顺应性达到缓冲应激反应的作用，或者通过维持个体良好情绪体验，增强抵抗不良应激的信心，从而有益于健康。

社会支持与各种应激因素如生活事件、认知评价、人格特征等都存在相互作用，通过提高个体对日常生活中伤害性刺激的应对能力和顺应性，起到缓冲生活事件，消减应激反应，维持个体良好的情绪，促进健康的作用。与世隔绝的老人比与社会有密切联系的老人相对死亡率高；孕妇分娩时有丈夫在场则产程明显顺利，产后并发症相对较少，恢复较快。可见，社会支持对健康的积极作用是肯定的。

4. 应对方式　包括问题关注性应对和情绪关注性应对。问题关注性应对是针对问题的应对方式。情绪关注性应对是针对情绪问题解决的应对方式。如患者对查体结果产生焦虑，寻找有经验的专业医生进行治疗是问题关注性应对；向家人倾诉烦恼而获得情绪的缓解是情绪关注性应对。

（三）应激反应

个体察觉到应激源，经中介机制的作用，引起心理、生理和行为反应，这种变化称为应激反应。三种反应常同时发生并相互影响，几乎所有的应激反应都是综合反应。

1. 心理反应　个体对应激源的心理反应，从性质上可分为积极的心理反应和消极的心理反应两大类。积极的心理反应是指适度的皮质唤醒水平和情绪唤起、注意力的集中、积极的思维和动机的调整，这种反应可以帮助人维持应激期间的心理平衡，准确地评定应激源的性质，做出理智的判断与决定，从而使人能恰当地选择应对策略，有效地同环境相互作用，充分发挥自身的应对能力。消极的心理反应主要表现为过度的焦虑、紧张、情绪波动、认知能力降低、自我概念不清等，这种反应妨碍个体正确地评价现实情境、合理地选择应对策略和充分地发挥应对能力。

2. 生理反应　在应激状态下，大脑皮质统一指挥和控制着人的各种活动，机体的生理反应主要是大脑通过下丘脑、腺垂体、神经垂体等进行调节的，这些生理反应又通过反馈机制影响着神经系统、内分泌系统和免疫系统，使机体尽可能从应激所造成的紊乱中恢复过来（图 3-2）。

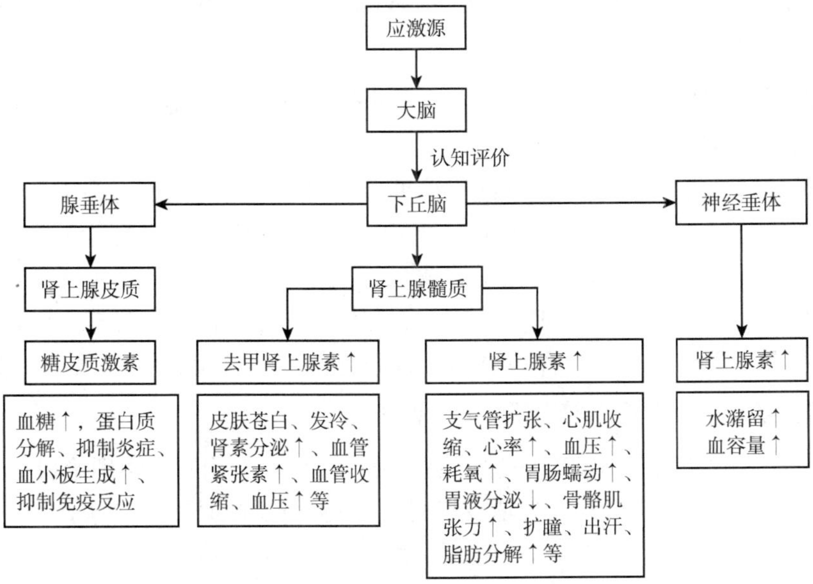

图 3-2　应激反应中的生理反应示意图

3. 行为反应 生理和心理反应会在个体的行为中表现出来，如应激状态下苦恼的面部表情、变调的声音、颤抖、痉挛、激动不安等外部表现。应激状态下机体的行为可表现为“战”或“逃”，或不“战”不“逃”。“战”是知难而上，去接近应激源，可以是与愤怒有关的拼搏与攻击行为；也可以是非攻击性的，表现为正视现实，分析研究，想方设法解决问题。“逃”则是回避应激源的防御行为，多受避免伤害的安全动机驱使，与恐惧情绪有关。不“战”不“逃”的行为称为退缩性反应，表现为归顺、依附、抑制与讨好，多与保存实力及安全的需要有关，具有一定的生物学与社会学意义。总之，应激状态下产生的各种行为反应都具有一定的适应意义，在一定范围内和一定限度内是有益的，但超越了一定范围与限度则应视为有害。

三、应激的理论模型

（一）应激的反应理论模型

加拿大生理学家塞里通过对患者观察及动物实验发现应激源刺激对机体产生影响，并提出了应激学说。他认为应激是机体对紧张刺激的一种非特异性的适应性反应，即各种不同的刺激会使机体产生相同的症状群，症状群不因刺激的不同而有所差异。应激的作用在于调动机体的潜能去应对紧张刺激。塞里把这一系列症状群称为一般适应综合征（general adaptation syndrome，GAS），并将应激动态过程划分为以下三个阶段。

1. 警觉阶段 当机体受到伤害性刺激之后，产生一系列生理变化，如肾上腺皮质增大，肾上腺素分泌增加，机体出现心率、呼吸增快，血压增高，心脑器官血流量增加，血糖升高等，以唤起体内的整体防御机制，确保机体处于最好的状态以应对紧张情境。这时，个体往往会出现“战斗”或“逃跑”反应。有的动物在紧急状况下假死以保护自己，但应激源过于强烈，可直接引起动物的死亡。

2. 阻抗阶段 当应激源持续存在，机体度过警觉阶段，表现出对应激源一定程度的适应，就进入了阻抗阶段，此时，合成代谢增强，如垂体促肾上腺皮质激素和肾上腺皮质激素分泌增加，以增强对应激源的抵抗程度。通常情况，应激只引起这两个阶段的变化，即可达到适应，机体恢复正常。

3. 衰竭阶段 若应激源持续存在或者刺激过于严重，机体阻抗阶段就会延长，甚至丧失所获得的抵抗能力，最终进入衰竭阶段。表现为淋巴系统功能紊乱，脾脏、肌肉和其他器官发生变化，机体损伤产生“适应性疾病”甚至死亡。

但塞里的实验研究仅限于以动物为研究对象，对患者及动物的观察仅限于生理方面的变化，其观察指标局限于对器官水平的观察，而忽略了应激的心理成分，因而，塞里的应激概念被称作生理应激。

（二）应激的刺激理论模型

应激的刺激理论模型把应激看作自变量，重点分析何种刺激环境使人产生紧张反应，寻求刺激与紧张之间的因果关系，应激-紧张模型见图 3-3。

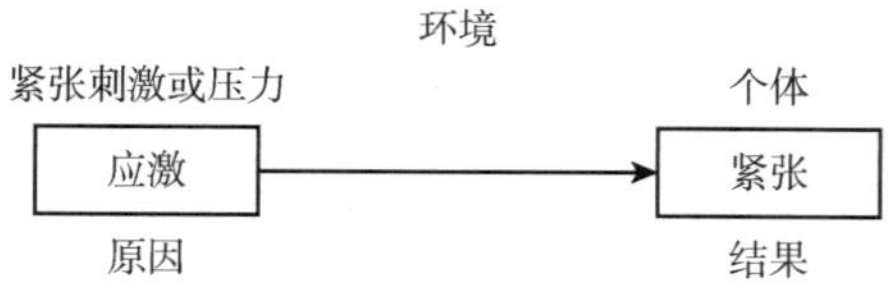

图 3-3 应激-紧张模型

该理论模型提出外界环境刺激与个体心身反应之间的关系，促进了心身医学的发展。但这种模型认为环境刺激越大，个体的紧张反应越明显，认为它们之间是等比例关系，忽略了个体的主观能动性及心理活动的复杂性对应激反应的影响，如认知水平、个性特点、社会支持等因素的影响。

（三）应激的认知-现象学-交互作用理论模型

应激的认知-现象学-交互作用（CPT）理论模型是认知现象学相互作用理论模型，相比较前两种理论模型，应激的 CPT 理论模型更倾向于应激反应是心理行为过程的反应，见图 3-4。

应激的 CPT 理论模型的观点：①认知。包括初级评价和次级评价。初级评价是对生活事件的性质、程度及其可能的危害情况做出评价和判断；次级评价是对自己处理该生活事件的能力、对策做出评价和判断。②现象学。强调与应激有关的时间、地点、事件、环境及人物的具体性。③相互作用。应激取决于个体与环境之间的相互作用，个体的心理中介从中发挥着主观能动性。CPT 理论强调中间过程对应激的影响，尤其强调个体心理和行为的影响。

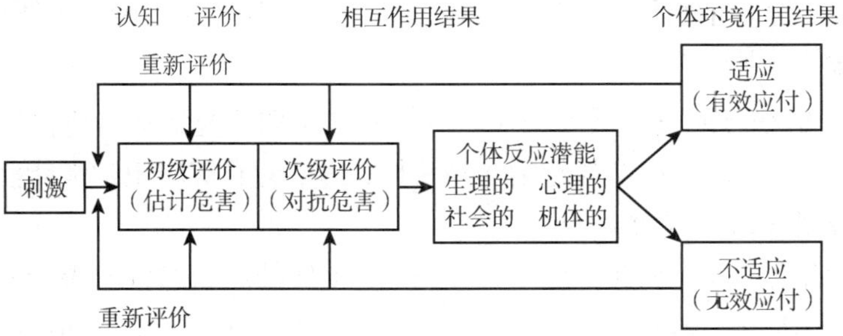

图 3-4　应激的 CPT 理论模型

四、应激与应对

心理应激打破了个体的心理及生理平衡，个体总会采用一定的方式来应对应激。不同的应对会导致不同的应激结果。

（一）应对方式

应对是保持心理平衡的一种手段，它的内涵非常丰富，应对是多维的。应对方式是影响应激结果的重要中间变量。

1. 问题关注性应对　有事先应对和寻求社会支持两种应对形式。

（1）事先应对　作为应对即将出现的应激情境的技巧，该方式可以增加个体的应对能力，减轻应激反应。

1）获得信息，为建立有效的应对做好心理准备，或避开强烈应激。如个体获得滑坡、泥石流等地质灾害预警后，避免到高危险地区逗留。

2）通过对应激情境的模拟想象、实践和排演等提高相应的应对能力。如为减少地震带来的人员伤亡，在学校、医院等人口密集场所开展地震应急演练等。

3）学会应对消极情绪、认知曲解，以及发现唤起应激的因素，有助于调整认知，从而降低应激反应。

（2）寻求社会支持　指个体在应对应激事件的过程中，主动或被动从他人或团体中获得有益于应对应激的帮助。通常社会支持可通过提供信息和指导、给予关怀、教育、提供鼓励，以及保证等形式帮助个体应对应激。

2. 情绪关注性应对　有心理防御机制、重新评价和减轻紧张三种形式。

（1）心理防御机制　是指当个体在应激情况下难以做出有意识的直接应对时，潜意识会自动采用一定的防御性策略，其是自我减轻焦虑及其他消极情绪的一种方法。常见的心理防御机制有否定作用、退行作用、幻想作用、反向作用、合理化作用、升华作用、幽默作用、潜移作用。心理防御机制是个体在应激状态下自发的本能反应，在一定程度上可以缓解个体的焦虑，但若个体过度使用心理防御机制时，会对个体产生消极的影响。

（2）重新评价　应激依赖于对事件的评价，通过估计应激对个体的影响将消极评价转化为积极评价，以降低应激程度。认知再评价对个体应对有以下影响：可以通过集中思考积极方面的影响而分散对消极影响的注意；积极的评价产生积极的情境状态，可以阻止消极情绪，增加个体对威胁情境的控制力。

（3）减轻紧张　人在紧张的心理体验下，躯体及心理产生改变，可能做出不理智、不正确的决策，而通过放松训练、体育锻炼、镇静剂作用等方式可以抑制应激引起的生理唤醒及心理相关症状，增强个体对应激的应对。

应对方式对于生活事件给机体带来的影响程度具有举足轻重的作用。恰当的应对有利于解决生活事件，减轻事件对个体的影响，测量一个人的应对方式与水平，有助于了解其抗应激的能力。

（二）应激对健康的影响

1. 心理应激对健康的积极影响 适度的应激对人的健康和功能活动有着促进作用，可产生良好的适应结果。就像适度的体育锻炼能铸造强健的体魄一样，适度的心理应激常常能使人养成优秀的心理素质和生理功能。主要表现在以下方面。

（1）适度的心理应激是个人成长和发展的必要条件。个体的成长发育取决于先天遗传和后天环境两个主要方面。幼年时期适度的心理应激可导致个体产生明显的发展变化，早期适度的心理应激可以提高个体的应对和适应能力，从而更好地耐受各种紧张刺激和致病因子的侵袭，使他们能够从容应对以后的各种艰难困苦。

（2）适度的心理应激是维持人体正常功能活动的必要条件。人的生理、心理和社会功能都离不开应激。例如，工人在流水线上从事比较单调、缺乏变化和挑战性的工作，很容易进入疲劳状态，出现注意力不集中、情绪不稳定的情况，从而导致工作效率下降、安全隐患增加；经常参加球赛的运动员，他的骨骼肌功能、心肺功能、神经反射功能、分析功能、判断功能、决策功能均得到了增强；适度紧张的学习、工作可使人变得聪明、机灵、熟练，大大增强了个体的生存、适应能力。

2. 心理应激对健康的消极影响 长期的、超过个体适应能力的心理应激则会损害人的健康，引起个体心身疾病和心理障碍，对人的健康起消极作用。心理应激下的心理和生理反应，特别是较强烈的消极反应，可加重一个人已有的疾病，或造成复发。心理应激的消极影响主要表现在以下方面。

（1）直接引起生理和心理反应，使人出现身体不适与精神痛苦。强烈的心理刺激作用于体弱或应激能力差的人，可导致个体出现躯体与精神痛苦。

1）急性心理应激状态中，强烈的心理应激，导致个体常出现急性焦虑反应、血管迷走神经反应和通气过度综合征等。

2）慢性心理应激状态中，长期的心理应激，常使人出现头晕、疲惫、乏力、心悸、胸闷伴心率加快、血压升高等症状和体征，还可能出现神经症、情感性精神障碍和精神分裂症表现，并常常被医生忽略而久治不愈。

（2）加重已有的躯体和精神疾病，或使旧病复发。已患有各种疾病的个体，抵抗应激的能力较低，心理应激造成的心理、生理反应，很容易加重原有疾病或导致已治愈的疾病复发。

（3）导致机体抗病能力的下降。人体是心理、生理的统一体，心理、生理常可相互作用、相互影响。严重的心理应激常引起个体过度的心理和生理反应，造成内环境稳态的破坏和失衡，以及各器官、系统的协调性失常，从而使机体的抗病能力下降，令机体处于对疾病的易感状态。这样，体内那些比较脆弱的器官和系统就极容易受累而发病。

（4）慢性应激反应有很多病理效应。很多躯体疾病如高血压、哮喘和结肠炎等，以及心理精神障碍如创伤后应激障碍、抑郁症、焦虑症、精神分裂症、神经性厌食、阿尔茨海默病等发病都与慢性应激有关。

第2节 心身疾病

随着社会的发展、医学的进步，人类的疾病谱和死亡谱发生了明显变化，单纯由生物因素导致的躯体疾病逐渐减少，而由生物、心理、社会等综合因素所致的疾病明显增多。心身疾病对人类健康构成了严重威胁，是造成死亡率升高的主要原因。目前，随着疾病死亡谱的改变、现代医学模式和多因素发病理论的推进，心身疾病已日益受到医学界的普遍重视。

一、心身疾病的概念

心身疾病，又称心理生理疾病，有狭义和广义两种概念。狭义的心身疾病是指心理社会因素在疾病发生、发展过程中起重要作用的躯体器质性疾病，如原发性高血压、溃疡、糖尿病、支气管哮喘、癌症等。广义的心身疾病是指心理社会因素在疾病发生、发展过程中起重要作用的躯体器质性疾病和躯体功能障碍。其中，躯体功能障碍称为心身障碍，如神经性厌食、偏头痛等。

二、心身疾病的范围

心身疾病主要涉及受自主神经支配的系统与器官，近年来，人们开始从更广泛的意义上来理解心与身的关系，几乎包括了所有躯体疾病。

常见的心身疾病有冠状动脉粥样硬化性心脏病、心律不齐、原发性高血压、低血压、支气管哮喘、神经性咳嗽、胃溃疡、十二指肠溃疡、神经性厌食、神经性呕吐、溃疡性结肠炎、肠易激综合征、甲状腺功能亢进、糖尿病、低血糖、血管神经性头痛、睡眠障碍、勃起功能障碍、早泄、痛经、月经不调、遗尿症、原发性青光眼、梅尼埃病、恶性肿瘤、神经性皮炎、斑秃、银屑病、多汗症、慢性荨麻疹、湿疹、类风湿关节炎、痉挛性斜颈等。

三、心身疾病的发病原因及发病机制

心身疾病的发病原因及发病机制较为复杂，生物-心理-社会医学模式认为，心身疾病与躯体疾病一样，是多种因素复合作用的结果。

（一）心身疾病的发病原因

1. 生理因素　是心身疾病发病的生理基础，包括微生物感染、遗传、营养代谢、免疫、性别、年龄、血型、体型等。

2. 心理因素　心身疾病的发病总会找到与之相关的个性特点及应激事件。

（1）常见心身疾病有关的个性特点

1）偏头痛：表现为追求完美，固执，好争斗，嫉妒心强。

2）哮喘：大多表现为依赖顺从，胆小内向，以自我为中心，好幻想，缺乏自信，不善表达等。

3）癌症：以 C 型性格为主，主要表现为过于压抑、克制，内心冲突感，多思多虑，寂寞孤独，具有较强的不安全感等。

4）溃疡病：性格特点为谨小慎微，被动依赖，被压抑的敌意，感情易受挫折，缺乏创造性，不善交往，矛盾心态等。

5）高血压、冠心病：以 A 型性格为主，表现为具有时间紧迫感，好竞争，好胜心强，易激动和发怒，缺乏耐心，超负荷工作，行动匆忙，急躁等。

（2）应激事件　对于应激事件在心身疾病中的作用，一方面考虑应激事件本身的性质，另一方面还要看个体对该事件的反应。如工作压力本身给个体带来一定的压力，但不同个体在认知、个性、社会支持、应对方式等方面的不同，会产生不同的反应，其出现心身疾病的概率也是不同的。

（二）心身疾病的发病机制

1. 心理-神经中介机制　该机制主要通过交感神经-肾上腺髓质轴调节。当机体处于强烈应激状态时，应激刺激被中枢神经接收、加工和整合，通过神经纤维将冲动传递至下丘脑，使交感神经-肾上腺髓质轴被激活，释放大量儿茶酚胺，引起肾上腺素和去甲肾上腺素大量分泌，引起中枢兴奋性增高，导致心理、躯体、内脏等功能改变。例如，心率增快，心肌收缩率和心排血量增加，血压升高，瞳孔扩大，汗腺分泌增多，血液重新分配，脾脏缩小，内脏和皮肤血流量减少，心脏、脑获得充足的血液，分解代谢加速，肝糖原分解，血糖升高，脂类分解加强，血液中游离脂肪酸增多等，为机体适应和应对应激源提供充分的功能与能量准备。但应激源刺激过强或者持续时间过久，机体也可能出现副交感神经活动相对增强或紊乱的情况，表现为心率减慢、心排血量和血压下降、血糖降低等，导致个体出现眩晕甚至休克等症状。

2. 心理-神经-内分泌中介机制 该机制通过下丘脑-腺垂体-靶腺轴进行调节。下丘脑肽能神经元分泌的神经肽调节着腺垂体的活动，而肽能神经元的活动又受到脑内神经递质和体液中性激素、肾上腺皮质激素与多种代谢产物的调节和控制。腺垂体被认为是人体最重要的内分泌腺，起着上连中枢神经系统，下接靶腺的桥梁作用。而肾上腺是腺垂体的重要靶腺之一，在心理应激状态下，下丘脑、腺垂体、肾上腺皮质轴活动增强，同时抑制葡萄糖的消耗，从而使血糖水平升高。有时盐皮质激素也增加，引起血容量增加。当人在跳伞、阵地作战、预期手术、参加考试等应激情况下，都有肾上腺皮质和肾上腺髓质被激活的现象。

3. 心理-神经-免疫中介机制 此为最新研究发现的应激中介机制，强调应激对机体免疫功能有显著影响。免疫系统在应激反应过程中与中枢神经系统进行双向调节。一般认为，短暂、不强烈的应激不影响甚至可以略微增强免疫功能；中等强度的应激可以增强免疫应答；高强度应激则显著抑制细胞免疫功能。长期较强烈应激可损害下丘脑，导致皮质激素分泌过多、机体内环境严重紊乱，从而导致胸腺和淋巴组织退化或萎缩，巨噬细胞活动能力下降，嗜酸性粒细胞减少和阻滞中性粒细胞向炎症部位移动等一系列变化，最终导致机体免疫功能抑制等，降低机体对抗感染、变态反应和自身免疫的能力。

四、心身疾病的防治

（一）诊断原则

1. 以躯体症状为主，躯体症状有明确的病理生理过程或器质性病变基础，一般辅助检查的结果呈阳性。

2. 病因中存在确切的心理社会因素，明确其与疾病的发生、发展和症状发作有密切的时间关系，且病情的波动和加剧同样与心理社会因素有关。

3. 疾病症状与应激情绪的生理反应有相似性，但表现更强烈而持久。

4. 有些人格特征可作为对某些疾病的易感因素，并且同样存在家族史。

5. 注意与神经症或精神疾病相鉴别，特别是癔症、疑病症、焦虑症等。心身疾病有明确、具体的躯体病变，而神经症或精神疾病的躯体症状模糊不清，且不伴有持久的躯体性损害。

（二）心身疾病的治疗

心身疾病应采取心身同治的治疗原则。心身疾病在针对生物学因素干预的同时，还要对患者进行心理社会因素的干预。

（三）心身疾病的预防

1. 心理预防 对有明显心理素质弱点的人，如易暴怒、抑郁、孤僻及多疑倾向者，应及早通过心理指导加强健全人格的培养；对具有心身疾病遗传倾向，如高血压家族史或已经有心身疾病的先兆征象等情况者，及早进行心理预防，可有效降低心身疾病发病率。心理社会因素大多需要相当长时间的作用才能引起心身疾病，故而心身疾病的心理学预防应能起到良好效果。

2. 行为预防 有明显行为问题者，如吸烟、酗酒、多食、缺少运动等，容易引发一些心身疾病，运用心理学技术指导其进行矫正，可以有效预防相关的心身疾病。

3. 心理社会事件预防 对于工作和生活环境中存在明显应激源的人群，及时帮助其进行适当的调整，以减少心理刺激。

4. 其他预防　对出现情绪危机的正常人，及时给予疏导和帮助。

（四）常见心身疾病

1. 原发性高血压　是最早确立的心身疾病，也是危害人类健康最严重的心身疾病之一。高血压发病率高，并发症多，是脑卒中、冠心病的主要危险因素，并且发病率有逐年上升的趋势。

（1）心理社会因素

1）社会和环境应激因素：城市人群发病率明显高于山区人群；航空人员及闹市区汽车驾驶员的发病率较高；丧偶者、离婚者较配偶健在者和未离婚者的发病率高。

2）不良行为因素：流行病学调查发现，高血压发病率与高盐饮食、缺少运动、大量饮酒、吸烟等不良行为相关。同时，调查还发现，这些不良行为因素又直接或间接地受心理或环境等因素的影响。

3）人格因素：高血压的发病与个体病前性格有关。高血压的患者往往具有主观刻板、责备求全、急躁易怒、好奇任性、情绪波动剧烈等 A 型性格特点。焦虑情绪反应和心理矛盾的压抑是高血压发病的重要心理原因。心理社会应激或情绪应激强烈而持久，神经、体液、内分泌等的血压调节机制容易遭到破坏导致数月甚至数年的血压反复波动，最终形成持续性的高血压。

（2）心理干预

1）加强健康宣教：向患者及家属讲解高血压的发病原因、临床表现、治疗原则及高血压对人体损害的长期性、危害性等基本知识。并向患者解释药物的作用、副作用及注意事项，重点强调规律用药的必要性和重要性，鼓励患者以积极向上、乐观的情绪对待疾病，提高患者治疗的依从性。

2）稳定情绪：护理人员应严密观察患者病情变化，采取有效的沟通交流方式，鼓励患者说出目前心理情况，用温和的语调、关心的态度、理解的话语使患者情绪稳定，进行脑卒中预防知识的教育，消除患者焦虑及恐惧心理。

3）社会支持：帮助患者协调社会各方面关系，取得家庭、社会配合和支持，主动与患者的子女、配偶及亲友等进行交谈，解决患者的具体问题，尽可能获得多的社会支持。

4）生活方式指导：教会患者进行自我心理调适，提出改变不良性格和生活习惯的建议，帮助其养成健康的生活方式，如低盐饮食、规律生活、适当运动、控制体重、减少紧张刺激等。

5）放松疗法：是目前治疗高血压比较常用的一种行为治疗方法，其疗效已被近年来的临床和实验结果所证实。此外，行为学习和内脏学习过程是不容忽视的因素。通过长期反复训练，患者掌握了全身主动放松时的个体体验，并逐渐做到很容易地再呈现这种心身状态，使血压成为能被患者操作的内脏行为，从而达到降压的目的。临床使用也证明，长期的放松训练可降低外周交感神经的张力。目前常用的放松疗法有音乐治疗、自我放松治疗及气功疗法等。

2. 消化性溃疡　是一种病因多样的消化道黏膜的慢性溃疡疾病，包括胃及十二肠溃疡，为消化系统常见的心身疾病。不良的心理、社会因素，如工作或经济负担过重、环境改变、精神紧张、焦虑、抑郁、人际冲突等均可导致神经内分泌调节功能失调，致胃黏膜血管收缩，血液供应不足，黏膜屏障破坏，细胞代谢更新降低，黏膜保护作用减弱。同时迷走神经兴奋性增高后，胃酸分泌增多，损害因素增强，诱发溃疡形成。

（1）心理社会因素

1）个性与行为因素：个性特点、行为方式既是消化性溃疡的病因，又影响病情的转归。溃疡性疾病患者具有竞争性过强和过分自我克制等个性特征，表现为不好交往，行为上总是因循守旧、被动、顺从、依赖性强、缺乏创造性、情绪不稳定、过度关注自我等。

2）生活事件因素：主要的生活事件因素包括严重的精神创伤、持久的不良情绪反应、长期的紧张刺激等。

（2）心理干预

1）心理疏导：告知患者不良情绪对消化性溃疡疾病的不良影响，鼓励患者主动倾诉心中的苦闷，宣泄心理压力。提高其认识水平，增强其情绪的自我调控能力及心理应激能力。帮助患者建立正确的自我观念，不苛求自己，不给自己造成过重的压力；指导患者学会表达自己内心的感受，让患者理解自己；引导患者适当处理自己的不良情绪，不要过分压抑自己。在人际关系处理上学会顺其自然，不过分关注自己，克服以自我为中心，也不要过分迎合别人，以至于委曲求全。

2）行为指导：多与患者进行交流和沟通，建立良好的护患关系，了解患者的心理情况，把握时机将心理疏导、饮食调节及健康指导有机结合起来，把患者心理的消极因素转化为促进康复的动力，对患者情绪方面的变化及时给予关心和鼓励，告诫患者重视不良行为的纠正，调整工作和生活方式，并给予患者更多的社会支持。

3. 恶性肿瘤 是威胁人类生命安全最严重的疾病之一，近20年来发病率呈上升趋势，死亡率居高不下。目前，在我国城市中，恶性肿瘤已经位列人群死亡谱的前列，尤其是青壮年组因恶性肿瘤死亡长期居各类死因之首。

（1）心理社会因素

1）个性因素：C型性格特征与癌症的发生密切相关，C型性格亦称癌症倾向性格，C型性格人群癌症发生率远远高于非C型性格人群。这类人主要表现为与别人过分合作，对别人过分耐心，尽量回避各种冲突，不表现负性情绪；生活和工作中没有主意和目标，不确定性多。在遭遇重大生活挫折时，常陷入失望、悲观、抑郁情绪中不能自拔，在行为上表现为回避、否认、逆来顺受等。

2）情绪：不愿意表达个人情感和情绪压抑是癌症患者重要的心理特点。各种癌症患者在发病前都有情绪压抑、绝望感等不良情绪。目前认为，心理社会因素影响癌症，主要是通过不良情绪抑制机体的免疫功能，从而影响免疫系统识别和消灭癌细胞的“免疫监视”来起作用的。

3）生活事件：癌症患者发病前生活事件发生率比其他患者高，其中以家庭不幸如近亲的丧失、疾病、离异、失业、经济状态的改变等方面的事件为多。但并不是所有受到强烈刺激和承受巨大精神压力的人群都会患恶性肿瘤，癌症的发生与个人的性格、对压力的反应类型及其他多种因素的综合作用相关。

4）应对方式：恶性肿瘤患者的应对策略和应对方式对肿瘤的发生、发展和预后都有直接影响。具有以下心理行为特点的癌症患者，平均生存期明显延长：能始终抱有希望和信心，能及时表达或发泄自己的负性情感，能积极开展有意义和快乐感的活动，能与周围人保持密切联系。相反，消极的心理行为反应则可加速癌症的恶化，对治疗怀疑、丧失信心、焦虑者常常出现癌症复发，有压抑及克制情绪者往往预后不良。

（2）心理干预

1）建立良好的护患关系：护患关系直接影响着患者治疗的依从性及心理治疗的效果，护士应主动关心患者，与患者建立良好的护患关系，为患者提供倾诉、交流平台，使患者能及时表达他们关注的问题与内心的真实感受，进行情感的沟通和支持，及时满足患者的身心需要。

2）应对指导：对患者的心理健康、癌症康复和提高生活质量起着重要的作用。帮助患者建立积极乐观、勇于面对和接受的应对方式，引导其不用或少用回避、幻想、否认等应对方式，可提高患者的应对能力。

3）情绪管理：通过自我放松训练等方式，培养患者妥善管理自己情绪。培养其乐观开朗的心态，鼓励其参加有益身心健康的集体活动，多和朋友、家人及社会接触和交流，学会在紧张的生活中进行情感释放和生理放松，学会正确应对各种恶性精神刺激。当患者出现悲观、抑郁、焦虑、紧张等消极情绪时，提供深呼吸、肌肉放松、听音乐、慢跑等方法，指导患者进行积极的想象、增加有益刺激，缓解消极情绪。对于情感压抑的患者，则应通过适当的心理技术帮助其疏泄压抑情绪。

4）社会支持：癌症患者由于长期治疗、疾病本身影响等原因，失去了部分社会功能。护士应从家属及社会支持人员着手，促进患者在尽可能维持原有人际关系的同时，建立新的人际关系。如合理安排探视时间，使患者能够经常获得家人、朋友和社会给予的关心和支持；协助患者尽快与同病室患者建立良好的病友关系以利于彼此之间相互积极影响。

4. 支气管哮喘 是由于过敏原或其他非过敏因素引起的呼吸道普遍性阻塞性肺部疾病，是儿童较为常见的一种心身疾病。

（1）心理社会因素

1）情绪因素：目前认为，单纯的心理因素虽不能引发哮喘，但情绪是重要的促发因素。多数患者是在具有明显的过敏或感染基础上，当发生强烈的情绪反应或者受到精神刺激时发作。

在引起儿童哮喘发作的不良心理因素中，常见的有亲子关系冲突、家庭环境不和谐、出现意外事件、心爱的玩具被破坏、环境改变引起不愉快的情绪体验等。长期反复的哮喘发作会引起患者焦虑、抑郁和沮丧，与家长关心、烦恼、焦虑的心情互为因果，互相影响，形成恶性循环，促使哮喘的发作更为频繁。

2）人格因素：哮喘患儿的性格特点多为过分依赖、幼稚敏感和希望受人照顾。

（2）心理干预

1）支持治疗：对患儿及其家属进行疾病指导，引导他们正确认识疾病的治疗及转归，培养患儿及其家属乐观、积极的性格，帮助他们树立战胜疾病的信心。与患儿及其家属建立良好的护患关系，取得他们的信任和支持。对情绪障碍特别严重的患儿及其家属，可建议进行心理辅导，增强其信心。

2）改善家庭模式：通过各种方式让患儿家长重视心理行为因素对疾病的影响，告知不可过分溺爱孩子，鼓励和指导患儿进行自我照顾，对配合治疗、取得治疗效果的患儿及时给予表扬和肯定。培养患儿良好的社会生活能力，鼓励患儿多接触外界环境，加强沟通，克服畏缩、孤僻等性格缺陷，指导患儿选择适当的体育运动方式，增强体质，积极参与社会活动，提高社会适应能力。

3）培养良好个性：针对患儿的人格特点，与家属共同沟通在养育过程中应该采取的态度和方法，及时纠正患儿的行为问题，给患儿提供一个有益的家庭环境，培养患儿乐观自信、积极向上的优良品性，帮助其摆脱疾病的困扰，达到身心的全面康复。

4）消除消极情绪：采用放松训练法、系统脱敏法、生物反馈法等心理干预措施，消除呼吸困难与焦虑情绪间的恶性循环。

自 测 题

A_1/A_2型题

1. 应激反应最贴切的含义是指个体因为应激源所致的（　　）
   A. 生物、心理、社会、行为方面的变化
   B. 认识、意志、情绪、个性方面的变化
   C. 躯体器质性和躯体功能性方面的变化
   D. 心理障碍、心身障碍、心身疾病等心身病理方面的变化
   E. 幻听、幻觉、妄想等精神症状方面的变化
2. 以下不属于心身疾病范围的是（　　）
   A. 颈椎病　B. 糖尿病
   C. 支气管哮喘　D. 冠心病
   E. 消化性溃疡
3. 以下哪种因素不是引起儿童支气管哮喘发作的不良心理因素（　　）
   A. 母子关系冲突　B. 家庭不和
   C. 意外事件　D. 患儿过分依赖
   E. A 型性格
4. 心身疾病治疗原则是（　　）
   A. 综合考虑心理、生理和社会三个方面
   B. 心身同治
   C. 消除心理社会刺激因素
   D. 消除生物学症状
   E. 消除心理学病因
5. 患者，男，45岁。5年前被诊断为慢性胃炎，因不良的生活习惯及精神压力，胃部疾病一直未得到彻底治愈。近期感觉胃部疼痛较以往更加明显，经检查未见病情加重。不是使患者痛觉加重的原因的是（　　）
   A. 精神紧张　B. 慢性病程
   C. 个性敏感　D. 认知不足

E. 医护人员消极暗示

6. 患者，男，40 岁，公务员。胃溃疡病史 5 年，平素生活细致，工作压力较大，家庭关系尚可。以下哪项不是该疾病的影响因素（　　）

A. 性格内向　　B. 工作压力大

C. 与家人关系不良　　D. 心思细腻

E. 幽门螺杆菌感染

7. 患者，女，50 岁。一天前行子宫肌瘤剔除术，手术顺利。患者个性谨慎，心思细腻。今日查房，下列沟通中哪项未对患者起到积极暗示的作用（　　）

A. “您今天精神状态很好。”

B. “手术很成功。”

C. “您现在出现的不适都是术后的正常反应。”

D. “术后是会疼痛的。”

E. “您看您同病室病友，恢复得很快。”

A_3/A_4 型题

（8～10 题共用题干）

患者，女，30 岁，胃癌晚期。患者对自己的病情知情，目前身体虚弱。自患病以来，患者较以往固执明显，不愿接受医护人员及家属的建议或劝说，如不遵医嘱调整饮食、与家人意见不合就发脾气等，家属极为痛苦，经常在病房落泪。

8. 导致患者当前情绪状态的主要因素是（　　）

A. 焦虑　　B. 抑郁

C. 无助　　D. 恐惧

E. 悲伤

9. 以下哪项不是有效的心理护理（　　）

A. 表达对患者的同情

B. 引导患者倾诉内心的感受

C. 允许患者表达消极情绪

D. 引导患者合理宣泄

E. 对家属进行支持，缓解家属的痛苦

10. 以下哪项是对患者表达理解的合理方式（　　）

A. “我能理解您。”

B. “我能理解您现在的感受。”

C. “我能体会到您现在的痛苦。”

D. “我理解您现在内心的焦虑和恐惧。”

E. “我听出了您的恐慌和无助。”

（潘　虹）

第4章 心理评估

学习目标

1. 素质目标　具有科学、严谨、规范的工作态度；在评估工作中能够尊重被测者；在与被测者交流过程中，保持耐心和细致的工作态度。

2. 知识目标　掌握心理评估的常用方法、应用心理测验的一般原则，熟悉临床常用心理测验的使用、标准化心理测验的相关概念。

3. 技能目标　能够根据患者的情况，针对性地运用心理评估的技术。

第1节　心理评估概述

案例 4-1

患者，男，42 岁，高中数学老师。主诉中上腹部疼痛近 3 年，经常出现反酸和黑便。通过访谈了解到患者为迎接高考，工作紧张、繁重，因为学生的成绩不理想，他增加了很多时间为学生补课，生活没有规律。两年前，患者接任高中班主任后不久，感觉上腹不适及胀痛，时有反酸现象，出现过黑便，一年前到医院就诊，诊断为十二指肠球部溃疡，进行药物治疗后效果不佳。两周前感觉到上腹疼痛加重，常常失眠、焦虑不安，害怕自己患了胃癌，再次就诊。诊断结果是十二指肠球部溃疡，大便隐血阳性，通过心理测验，了解到他情绪紧张、焦虑、敌对、愤怒和忧郁，性格内向、敏感，遇事多思多虑。通过观察，发现他有明显的矛盾情绪反应。最后诊断为：消化系统疾病，十二指肠消化性溃疡，焦虑状态。

问题：1. 对该患者采用了哪些心理评估的方法？

2. 该患者适用什么心理测验？

一、心理评估的概念

心理评估是依据心理学的理论及方法对人的心理品质及水平所作出的鉴定。所谓心理品质包括心理过程及人格特征等，如情绪状态、智力、记忆、性格等。心理评估在心理学、医学、教育学、人力资源管理、军事和司法等领域有着十分广泛的用途。

二、心理评估的功能

（一）筛选心理干预的对象

护士可综合运用心理评估技术，了解患者的身心状况，判定心理问题的严重程度，确定心理干预介入的等级，制订心理干预的方案。

（二）为心理干预提供依据

心理评估有助于了解患者发生心理问题的原因、患者对疾病和心理问题的认识程度，以及对环境变化的适应能力、社会支持系统对患者的影响等。护理人员只有对患者进行全面的了解和客观的分析，才能采取有效的心理干预措施。

（三）评价心理干预的效果

通过观察患者社会功能改善的情况，患者家属的评价、患者的主诉、心理测验的结果，护士能动态地、准确地了解心理干预的效果。

三、心理评估的常用方法

现有临床心理评估方法很多，但常用的方法主要有行为观察法、访谈法、问卷法、作品分析法、心理测验法。不同的方法有着各自的特征。

（一）行为观察法

行为观察法是通过对被评估者行为表现直接或间接（如摄影、录像等）的观察或观测而进行心理评估的一种方法。

1. 行为观察法的功能 行为观察法能够在比较自然的情况下提供被观察者在生活或特殊环境中（如学校、医院）的行为方式概况；能提供有关被观察者个人行为特征的信息；能为工作人员进行心理评估和制订干预计划提供系统的观察记录；能对其亲属或其他人所提供的有关被观察者的心理特征和状态进行客观验证；能在一种比较自然的情境下，对从心理测验中获得的被观察者的心理和行为特征进行评价和验证。对婴幼儿和某些特殊人群（如发育迟缓儿童、听障人士和语言障碍者等），行为观察法有其独到的作用。

2. 观察情境的选择 对行为特征进行观察可以在完全自然的环境中进行，也可以在实验室情境中进行，也可以在特殊环境中进行，应了解同一被观察者在不同的情境中所出现的行为是有可能不同的。

（1）自然观察法 是指在自然情境（如家庭、学校、幼儿园或工作环境）中，被观察者的行为不受观察者干扰，按照其本来方式和目标行动所进行的观察。

（2）控制观察法 是指在经过预先设置的情境中所进行的观察。因此评价观察结果时，应考虑和评价影响行为差异的原因和性质。

3. 观察时间的确定 观察期、观察次数、间隔时间和观察持续时间必须严谨确定。每次观察的时间一般在10～30min。观察次数可以根据实际情况制订，如果一天内进行多次观察，则分布在不同的时间，以便较全面地观察被观察者在不同情境中的行为表现。

4. 观察资料记录 观察资料的记录方法有叙述性记录、评定性记录、间隔性记录、事件记录。

（二）访谈法

1. 访谈的概念 访谈是指临床工作者与来访者之间所进行的一种有目的的会晤，其基本形式是一种面对面的语言交流，也是心理评估中最常用的一种基本方法。访谈参与者包括访问者和来访者双方，在临床工作中，前者可以是医生、护士或临床心理学家，后者可以是患者或其他来访者。

访谈不同于一般的谈话，其目的很清楚，它的内容和方法都是围绕达到这个目的而组织的。访谈的目的一般包括以下四个方面。

（1）收集那些用其他方法难以获得的信息。

（2）与来访者建立起良好的关系以便获得信息。

（3）在访谈过程中双方对来访者有问题的行为逐渐达成一致的理解和看法。

（4）帮助来访者认识他们有问题的行为，并且为解决这些问题提出指导和给予支持。

2. 访谈技术和策略

（1）倾听 所谓倾听对方的谈话不仅仅是听听而已，访谈者还要借助言语引导，真正“听”出对方所讲述的事实，所体验的情感，所持有的观念等。

（2）观察来访者的语速及音调 人们的言语表达借助于音量、音调及言语速度的变化，能够表达多种复杂细微的感情和情绪变化。如音调提高表明了人们对所谈事物的看法（如强调、重视）和情绪（如激动、兴奋等）；音调的降低也是这样，可能表明对方主观上意识到所谈内容与人们一般看法不一致，或正是谈到了使之感到痛苦抑郁的部分。说话节奏变快可能表明情绪的激昂与兴奋，而节奏变慢可能说明对方正在进行某种思考，或说出某事心理上有抵抗。

（3）观察非言语行为　在交谈中得到的信息，不只是言语内容，还要观察来访者的非言语行为。人的非言语行为是非常丰富的，即使是当人们沉默地坐在一起，气氛中也充满着各种信息。访谈中出现的非言语行为有躯体行为、面部表情、自发的生理反应、个人的生理特征、个人的总体印象等。

（4）建立良好的关系　在访谈过程中，访谈者与来访者之间的关系是非常重要的，是访谈能否顺利进行下去的关键所在。访谈者要利用共情、积极关注、尊重与温暖、真诚可信的方法与来访者迅速建立良好的关系。

（5）善于利用来访者自然流露的信息　在访谈开始的时候，应当允许来访者自然建立适合自己的情境，有时来访者可能会用他们自己深层的感受和关注，营造一个氛围，自然流露出一些信息，这时候访谈者应当记下这些信息，因为将来可能要重新与来访者讨论这些信息。

（6）使用恰当的词语　访谈者在询问和做出反应时，要使用来访者容易理解的词，应当避免使用模棱两可的词汇或双关语，也应避免使用专业术语。

（7）系统地提出合适的访谈问题　访谈者应提出合适的开放式的问题，这些问题的含义较广，如“我能帮助你什么？”“告诉我有关你家里的情况如何？”而不采用含义太狭窄的问题，如“你儿子在学校喜欢什么课程？”在提出这些问题的同时还应注意以下几点。

1）避免“是否”问题：这类问题只要求来访者简单地回答“是”或“否”，无法了解更多的信息。

2）避免问题过长或多重提问：如“告诉我有关你父母、朋友、同事的情况如何？”因为来访者在回答此类问题时可能只回答一部分，回避另外的部分，再次重复可能导致来访者的抵制情绪。

3）提问时应直截了当：提问避免转弯抹角，使来访者难以理解，不知如何回答。

4）分清接受和赞同之间的差别：接受来访者的观点是指访谈者根据自己的知识接受来访者的观点；赞同来访者的观点指访谈者同意来访者所陈述的观点是正确的。在访谈过程中，当来访者谈及一个与特殊事件有关的事，访谈者应试图去理解和接受他们的观点而不是赞同，也不要轻易去打断来访者的叙述。

5）避免提问令人窘迫的问题：例如，问儿童的学习成绩时避免使用“你有几门功课不及格？”而改为“你在学校哪些功课觉得比较困难？”更妥当。

（8）利用结构性陈述，缓解紧张情绪　在访谈开始时告诉来访者这次访谈的性质，有助于减轻他们的紧张情绪并使访谈更有效，更有针对性。结构性陈述能影响来访者的行为并指导他们如何叙述所面临的问题。例如，访谈者说：“这次访谈的目的是找出一种能帮助你儿子的方法。”这类陈述是建立在前几次已经了解了来访者儿子的问题的基础上，希望来访者提供有用的信息。另一个例子，访谈者说：“我们有 1h 的交谈时间，请你谈谈你所面临的问题。”这一陈述表明访谈有时间限制，焦点是来访者的问题，并邀请来访者一起来讨论这个问题。

（9）适当给予鼓励　各种能表达访谈者对来访者的谈话感兴趣的技术都能促进访谈的顺利进行。访谈者在访谈中对于来访者的谈话应不时以简短的重复或仅以某些词语如“嗯”“是这样”或“后来呢？”等语句表示鼓励。还可以采用经常使用来访者姓名、保持眼神接触、友好关切的表情等来表达对来访者的关心和认真倾听。

（10）及时做出适当的反馈　不时对来访者的谈话做出适当的反应，能为他们提供反馈信息，表明能理解他们，并帮助他们更清晰地表达自己的感受和其他内容。反馈还有另一个用途，如果访谈者对来访者的交谈理解有误，来访者通过言语反应能够发现并纠正访谈者的理解。

（11）切忌突然转变话题　在访谈过程中如果需要改变话题，应尽可能避免突然转到另一个话题，最好是在来访者回答完前面的题目后再转向另一个话题，通常我们可以说：“下面我们讨论一下……”

有时来访者在谈论一个话题时，试图引入另一个相关的新话题，访谈者必须警惕访谈有可能转题，有时来访者是因为想回避一些敏感但有关联的内容，企图将话题引开，对此要注意分析清楚，再做出恰当的判断。

（12）有分寸的自我暴露　有时来访者会询问与访谈者本人有关的问题，回答此类问题时应当谨慎，如果你认为与来访者共享这些信息有助于达到目的那么便可直接回答，但应注意别占用过多的时间。显然有时谈出自己的感受和经验有助于访谈，利于彼此产生共鸣。

（13）注意控制自己的情感　在访谈过程中，访谈者可能对来访者所说之事产生各种各样的情感，访谈者应善于控制住自己的情感，避免干扰访谈或者影响来访者的情绪。

3. 访谈法的局限　尽管访谈法与心理测验法相比有其自身的独到之处，是获取第一手资料的重要途径，但此方法是在一种开放式的、弹性较大的、比较模糊的情境下进行的，访谈者也容易对来访者的某一特殊问题进行深入观察和探讨，因此这种方法也存在一定的局限性。其中无结构式访谈的最大问题是很容易产生“偏好效应”，信度和效度往往难以确定，技术掌握的熟练程度和经验的丰富与否对访谈的信效度产生影响。来访者在访谈中有可能提供不准确的信息，或表达过于隐晦，模棱两可，以及访谈所需时间较长，受环境的限制等原因，很容易影响整个访谈的结果，从而导致得出不正确的结论。

（三）问卷法

1. 问卷法的概念与分类　问卷法是调查者通过事先设计好的问题来获取有关信息和资料的一种方法。调查者以书面形式给出一系列与研究目的有关的问题，让被调查者做出回答，通过对问题答案的回收、整理、分析，获取有关信息。

2. 问卷法的优缺点

（1）问卷法的优点　①效率高。问卷调查采用团体方式，可以在很短时间内同时调查很多人。用计算机处理问卷资料也大大节省了分析的时间和费用。②结果较客观。问卷调查通常采用匿名的形式，它有利于调查对象无所顾忌地表达自己的真实情况和想法。特别是当问卷内容涉及一些较为敏感的问题和个人隐私问题时，在非匿名状态下，调查对象往往不愿意表达自己的真实情况和想法。③形式统一。问卷调查对所有的被调查者都以同一种形式提问、要求以同一种形式回答，方便统计分析。

（2）问卷法的不足　①缺乏灵活性。问卷中大部分问题的答案由问卷设计者预先划定了有限的范围，缺乏弹性，这使得调查对象的回答受到限制，从而可能遗漏一些更为深层、细致的信息。②回收率低。问卷的回收率和有效率比较低。在问卷调查中，问卷的回收率和有效率必须达到一定的标准，否则，会影响调查资料的代表性和价值。

3. 问卷的结构　通常一份完整的问卷，一般包括标题、前言、指导语、个人基本资料、问题与选择答案、结束语等。

（1）前言　写明调查的内容、目的与意义。前言通常包括关于匿名的保证，对被调查者回答问题的要求，调查者的个人资料，如是邮寄的问卷，写明最迟寄回问卷的时间，对被调查者的合作与支持表示感谢。

（2）指导语　主要是用来指导被调查者填写问卷的注意事项，如果需要，还可以附有样例。指导语要简明易懂，使人一看就明白如何填写（如果设计的问卷题型比较单一，这部分的内容可以与前言部分合在一起）。

（3）个人基本资料　要求填写的项目，一般都是在研究中考虑到的变量。例如，要比较男女性的发病率，性别就是一个变量；要了解父母亲文化程度对子女智力是否有影响，父母亲的文化程度就是一个变量。研究中不涉及的项目，就不一定在个人基本情况中出现，以保持问卷的简洁。

（4）问题与选择答案　是问卷的主体部分。问题是问卷的核心内容，编制的问题要简洁明了，要适应被调查者的受教育程度，符合研究的目的要求。答案可用开放式和封闭式答案，要根据实际情况而定。

采用封闭式答案要按标准化测验的要求设计题目和答案（参考心理测验部分），答案要准确，符合实际，便于选择。

（5）结束语　要对被调查者的合作表示感谢，提醒被调查者不要漏填并复核答案。这一表达方式的目的，在于显示调查者的礼貌，督促被调查者消除无回答问题、差错的答案。如“问卷到此结束，请您再从头到尾检查一次是否有漏答与错答的问题。最后，衷心地感谢您对我们调查的热情支持。”

（四）作品分析法

作品是指文学、艺术或科学技术领域里具有独创性并能以一定形式表现的智力成果，如日记、书信、图画、工艺品等。通过分析这些作品可以有效地评估其心理水平和心理状态。

（五）心理测验法

心理测验是根据一定的法则用数字对人的行为加以确定，即依据一定的心理学理论，使用一定的操作程序，给人的行为和心理属性确定出一种数量化的价值。其实质是通过观察人的少数具有代表性的行为，对贯穿在人的全部行为活动中的心理特点做出推论和数量化分析的一种科学手段。这种方法具有如下特点。

1. 心理测验的间接性　心理测验是一种间接的测量。这与某些物理现象的直接测量是大不相同的，以现有的科学发展水平，尚无法直接测量人的心理，只能测量人的外显行为，以推论其心理特质。每一个人都有其独有的个人特质，是在遗传与环境的影响下形成的，对刺激做出反应的一种内在倾向。例如，一个人喜欢阅读机械杂志，喜欢观看各种机器转动，热心为别人修理各种器械，由此可以推论此人具有对机械感兴趣的特质。

2. 心理测验的相对性　对人的行为进行比较，没有绝对的标准，有的只是一个连续的行为序列。所有的心理测验都是看每个人处在这个序列的什么位置上，因此，心理测验具有相对性。由此所测得的一个人智力的高低，兴趣的大小等，其实都是与其所在团体的大多数人的行为或某种人为确定的标准相比较而言的。

3. 心理测验的客观性　即测验的标准化问题，在测验的刺激、反应的量化、分数的转换和解释方面都经过标准化。虽然目前心理测验的客观化尚需进一步提高，但它仍是测量人心理特质较为科学的方法，目前还没有更为有效、更为实用的办法能够取代它。

第2节　临床常用心理测验

一、心理测验的分类

标准化测验可以按不同的分类标准加以分类。主要标准有如下几个方面。

（一）按测验的功能分类

1. 能力测验　是心理测验中的一大类别，包括智力测验、儿童发展量表和特殊能力测验。智力测验，主要用于测量个体的一般智力水平；常用的智力测验有比奈－西蒙量表、韦氏智力量表、雷文智力测验等。儿童发展量表主要用于评估出生后至3岁左右婴幼儿的心理成熟水平。特殊能力测验偏重测量个人的特殊能力倾向，如思维、操作、绘画、音乐等能力，多为升学、职业指导，以及一些特殊工种人员的筛选所用。

2. 人格测验　主要用于测量性格、气质、兴趣、态度、品德、情绪、动机、信念等方面的个性心理特征，亦即个性中除能力以外的部分。常用的人格测验有明尼苏达多相人格调查表（MMPI）、卡特尔16种人格因素问卷（16PF）、艾森克人格问卷（EPQ）、罗夏墨迹测验、主题统觉测验（TAT）等。

3. 神经心理测验　是通过测量可观察到的行为，评估大脑功能状况，为脑损伤的临床诊断、治疗措施和康复计划制订、评估疗效等提供帮助。如霍尔斯特德-瑞坦神经心理成套测验，通过范畴测验、触觉操作测验、音乐节律测验、手指敲击测验等十方面的内容，来判断脑损伤的程度。

4. 临床心理评定量表 症状评定量表主要用于评价症状有无及其程度。国内外常用症状评定量表有 90 项症状自评量表（SCL-90）、抑郁自评量表（SDS）和焦虑自评量表（SAS）等。

（二）根据测验时人数分类

1. 个别测验 通常是由一位主试者和一位被试者面对面进行，因此主试者有较多观察和控制被试者反应的机会，尤其适用于一些特殊群体（儿童或文盲人群等）。其主要缺点是不能在短时间内经由测验收集到大量的资料，而且个别测验手续复杂，主试者需要接受较高水平的训练与拥有较好的素质，一般人不易掌握。

2. 团体测验 是在同一时间内由一位主试者（必要时可配有助手）对多数人施测。此类测验的优点是可以在短时间内收集到大量资料，因此易于建立常模；其缺点是被试者的行为不易控制，容易产生测量误差。

（三）根据测验材料分类

1. 语言或文字测验 测验的项目是以语言或文字呈现，受试者也要用语言或者文字作答。它可以测量人类高层次的心理功能，其编制和实施也较容易；但是其不能运用于语言有困难的人，并且受文化水平的影响。

2. 操作测验 以图形、符号或实物为测验材料。被试者的作答无须使用语言或文字，常以操作表达或回应，不受文化因素的限制；但是费时太多，不易团体施测。

（四）按测验材料的严谨程度分类

1. 客观测验 指测验所呈现的刺激词句、图形等意义明确，只需被试者直接理解，无须发挥想象力来猜测和遐想。绝大多数心理测验都属于这类测验。

2. 投射测验 指测验所呈现的刺激没有明确意义，问题模糊，对被试者的反应也没有明确规定。被试者需要对刺激材料发挥想象力加以填补，使之具有意义。投射测验因测验过程中被试者不明确测验目的，可绕过被试者的心理防御，去除大部分掩饰性成分，所得结果可更真实反映被试者潜意识。如罗夏墨迹测验、主题统觉测验等。

二、常用心理测验

（一）智力测验

智力测验是对智力进行量化的工具。智力测验的结果以智商（IQ）来表示。比奈首先提出了智龄的概念，然后在此基础上产生了比率智商概念。为了克服比率智商的缺点，随后又产生了目前在智力测验中广泛使用的离差智商的概念。

比率智商的计算方法为：

$$\text{比率智商}=MA/CA\times 100 \quad (4\text{-}1)$$

式中，MA 为智力年龄，指智力测验反映的智力发展水平；CA 为实龄，指测验时的实际年龄.

比率智商不适用于成人。

离差智商的计算方法为：

$$\text{离差智商}=(X-M)/s\times 15+100 \quad (4\text{-}2)$$

式中，X 为某人测验分数；M 为某人所在年龄人群的平均分数；s 为该年龄组测验分数的标准差.

离差智商的特点是根据受试者的测验成绩与同年龄组人群的平均成绩差异大小计算智商。

1. 韦氏智力量表 美国贝尔维精神病院主任、医学心理学家韦克斯勒（D.Wechsler）长期从事心理测验的编制和研究工作，在智力测验方面作出了杰出的贡献。他编制了一套韦克斯勒成人智力量表（WAIS），他还编制了适用于 6～16 岁儿童的韦克斯勒儿童智力量表（WISC）和适用于 4～6.5 岁儿童的韦克斯勒幼儿智力量表（WPPSI）。韦氏三个量表既各自独立，又相互衔接，适用于 4～74 岁的被试者，是国际上通用的权威性智力测验量表。这三个量表分别于 20 世纪 70 年代末、80 年代初由我国心理学家引进，主要由中南大学湘雅医学院龚耀先先生修订。

韦克斯勒是根据人类智力由几种不同的能力组合而成的观点来编制量表。因此，韦氏智力量表不仅能了解个体智力发展的水平，而且能够了解构成个体智力各因素发展的特点。韦氏智力量表包括言语和操作两个分量表，言语分量表包括常识、理解、算术、类同、词汇和背数（又称数字广度）6 个测验项目。操作分量表包括填图、图片排列、积木图案、拼图、译码和迷津 6 个分测验。韦氏智力量表可以同时提供总智商分数、言语智商分数和操作智商分数以及分测验分数，能较好地反映智力的整体和各个侧面。

该量表按照智商的高低，把智力水平分为如下若干等级（表 4-1，表 4-2），可作为临床诊断的依据。

表 4-1 智力等级分布表

智力等级	IQ 的范围	人群中的理论分布比例（%）
极超常	≥130	2.2
超常	120～129	6.7
高于平常	110～119	16.1
平常	90～109	50.0
低于平常	80～89	16.1
边界	70～79	6.7
智力缺陷	≤69	2.2

表 4-2 智力缺陷的等级和百分位数

智力缺陷等级	IQ 得分（分）	占智力缺陷的百分比（%）
轻度	50～69	85
中度	35～49	10
重度	20～34	3
极重度	0～19	2

2. 中国斯坦福-比奈智力测验量表 比奈－西蒙量表的改良版本，由我国陆志韦于 1924 年第一次修订，目前国内较广泛地使用的版本是 1981 年版。其共 51 个试题，包含大量的认知作业和操作作业，由易到难排列。被试者的智力水平由其心理年龄与实际年龄之比来表示，采用离差智商法。适用年龄范围为 3～18 岁，最适年龄为 6～14 岁。

3. 雷文智力测验 英国学者雷文（J. Raven）1938 年编制的用于评定受检者推理能力的一种非文字测验。适用于 5 岁半儿童至成人。它是一种纯粹的非文字智力测验，广泛应用于智力/推理能力的测试。雷文智力测验在 20 世纪五六十年代几经修订，目前发展成三种形式，除了上述的标准型以外，还有为适应测量幼儿及智力低下者而设计的彩色型和用于智力超常者的高级型。为了实际测试的需要，李丹等人将雷文智力测验的标准型与彩色型联合使用，称为雷文智力测验联合型，这样可使整个测量的上下限延伸，适用范围可扩大到 5～75 岁。由于雷文智力测验具有一般文字智力测验所没有的特殊功能，可以在言语交流不便的情况下使用，适用于各种跨文化的比较研究。

（二）人格测验

人格测验有两种方式：一种是以不明确的刺激来投射出个体潜意识中的欲望、需求、态度和心理冲突，主要有罗夏墨迹测验、主题统觉测验、字词联想测验、画人或画树测验；另一种是经过标准化处理的测验量表，如艾森克人格问卷、明尼苏达多相人格调查表、卡特尔 16 种人格因素问卷等。其中艾森克人格问卷是目前医学、司法、教育和心理咨询等领域应用最为广泛的问卷之一。

1. 艾森克人格问卷（Eysenck personality questionnaire，EPQ） 该问卷是英国伦敦大学心理系和精神病研究所艾森克教授编制的。他搜集了大量有关的非认知方面的特征，通过因素分析归纳出三个互相成正交的维度，从而提出决定人格的三个基本因素：内外倾向（E）、神经质（又称情绪性）（N）和精神质（又称倔强、讲求实际）（P），人们在这三方面的不同倾向和不同表现程度，便构成了不同的人格特征，有成人和少年两种形式。3 个人格维度量表和 1 个掩饰效度量表的具体含义如下。

（1）内外倾向（E） 分数高表示人格外向，可能是好交际、渴望刺激和冒险，情感易于冲动。分数低表示人格内向，可能是好静，富于内省，除了亲密的朋友之外，对一般人缄默冷淡，不喜欢刺激，喜欢有秩序的生活方式，情绪比较稳定。

（2）神经质（N） 反映的是正常行为，与病症无关。分数高可能是焦虑、担心、常常郁郁不乐、忧心忡忡，有强烈的情绪反应，以至于出现不够理智的行为。

（3）精神质（P） 并非暗指精神病，它在所有人身上都存在，只是程度不同。但如果某人表现出明显程度，则容易发展成行为异常。分数高可能是孤独，不关心他人，难以适应外部环境，不近人情，感觉迟钝，与别人不友好，喜欢寻衅搅扰，喜欢干奇特的事情，并且不顾危险。

（4）掩饰性（L） 测定被试者的掩饰、假托或自身隐蔽，或者测定其社会性朴实幼稚的水平。与其他量表的功能有联系，但它本身代表一种稳定的人格功能。

2. 明尼苏达多相人格调查表（Minnesota multiphasic personality inventory，MMPI） 该测验是 1940 年编制成功的，最初是想编制一套对精神病有鉴别作用的辅助调查表，后来发展为人格测验。MMPI 共有 566 个自我陈述式的题目，其中 1～399 题是与临床有关的，其他属于一些研究问题，题目内容范围很广，包括身体各方面的情况、精神状态、家庭、婚姻、宗教、政治、法律、社会等方面。被试者根据自己的实际情况对每个题目做出“是”或“否”的回答，若确定不能判定则不作答。根据被试者的回答情况进行量化分析，也可做出人格剖面图。除了手工分析方法，现在还出现多种计算机辅助分析和解释系统。在临床工作中，MMPI 有 4 个效度量表和 10 个临床量表。10 个临床量表的含义如下。

（1）疑病（Hs） 测量被试者疑病倾向及对身体健康的不正常关心。高分表示被试者有许多身体上的不适、不愉快、以自我为中心、敌意、需求、寻求注意等。

（2）抑郁（D） 评估情绪低落、焦虑等问题。高分表示情绪低落，缺乏自信，有自杀观念，有轻度焦虑和激动。

（3）癔症（Hy） 测量被试者对心身症状的关注和敏感等特点。高分反映被试者以自我为中心、自大、自私、期待别人给予更多的注意和爱抚，对人的关系理解肤浅、幼稚等。

（4）病理性偏离（Pd） 测量被试者的社会行为偏离特点。高分反映被试者脱离一般社会道德规范，无视社会习俗，社会适应差，冲动敌意，具有攻击性倾向。

（5）男性化/女性化（MF） 测量男性女性化、女性男性化倾向。男性测量分数高，反映出男性有敏感、爱美、被动等女性化倾向，女性测量分数高，反映出女性有好攻击、不敏感等男性化倾向。

（6）偏执狂（Pa） 评估被试者是否具有病理性思维。高分提示被试者常表现出多疑、过分敏感，甚至有妄想存在，平时的思维方式就容易指责别人而很少内疚，有时可表现为强词夺理、敌意、愤怒，甚至侵犯他人。

（7）精神衰弱（Pt） 评估精神衰弱、强迫、恐惧或焦虑等神经症特点。高分提示被试者有强迫观念，严重焦虑、高度紧张、恐惧等。

（8）精神分裂症（Sc） 评估思维异常和古怪行为等精神分裂症的临床特点。高分提示被试者有行为退缩，思维古怪，可能存在幻觉妄想、情感脆弱等特点。

（9）轻躁狂（Ma） 评估情绪紧张、过度兴奋、夸大、易激惹等轻躁狂症的特点。高分者有联想过多过快、夸大而情绪高昂，易激惹，活动过多，精力过分充沛，乐观，无拘束等特点。

（10）社会内-外向（Si） 测量社会化倾向。高分提示被试者性格内向，胆小退缩，不善社交活动，过分自我控制等；低分者有外向、爱交际、健谈、不受拘束等特点。

3. 罗夏墨迹测验 材料由10张结构模棱两可的墨迹图组成（图4-1），其中5张全为黑色，2张是黑色和灰色图外加了红色墨迹，另3张全为彩色。测试时将10张图片逐个呈现给被试者，要他说出在图中看到了什么，不限时间，尽可能多地说出来，也不限制回答数目，一直到没有回答时再换另一张，每张均如此进行，这一阶段称联想阶段；看完10张图后，再从头对每一回答询问一遍，问被试者看到的是整图还是图中的哪一部分，询问为什么说这些部位像他所说的内容，并将所指部位和回答的原因均记录下来，这一阶段称询问阶段。然后进行结果分析和评分。美国于1974年建立了罗夏墨迹测验结果综合分析系统，目前常用于正常和病理人格的研究。

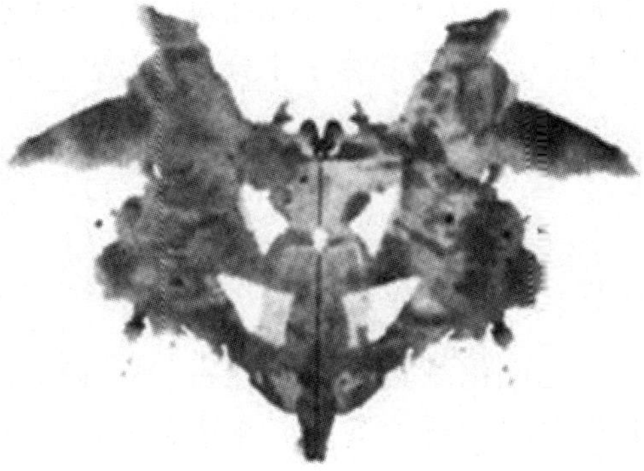

图4-1 罗夏墨迹测验图例

罗夏墨迹测验结果不仅反映了个人人格特征，还可以提示对临床诊断和治疗有意义的精神病理指标水平，如抑郁指数、精神分裂症指数、自杀指数、应付缺陷指数及强迫方式指数等，这些病理指数都是经验性的，但在临床上可以发挥作用。例如，抑郁指数，对成年人可帮助诊断抑郁症，精神分裂症指数则对精神分裂症诊断很有帮助。

罗夏墨迹测验在临床上是一个很有价值的测验，但其计分和解释方法复杂，经验性成分多，主试者需要专业的训练和有一定的经验才能正确使用该测验。

4. 卡特尔16种人格因素问卷（Cattell 16 personality factor questionnaire，16PF） 是美国伊利诺伊州立大学人格及能力测验研究所卡特尔教授用因素分析统计法确定和编制的测验。这一测验能测量出16项主要人格特征，适用于相当于初三以上文化程度的人。目前广泛应用于人格测评、人才选拔、心理咨询和职业咨询等工作领域。该测验已于1979年引入我国并由专业机构修订为中文版。

该测验的16项人格因素有乐群性、聪慧性、情绪稳定性、恃强性、兴奋性、有恒性、敢为性、敏感性、怀疑性、幻想性、世故性、忧虑性、激进性、独立性、自律性、紧张性。它们各自独立，相互之间的相关度极小，每一种因素的测量都能反映被试者某一方面的人格特征，而且能对被试者人格的16项不同因素的组合做出综合性的了解，从而全面评价其整体人格。

（三）临床心理评定量表

1. 90项症状自评量表（symptom checklist 90，SCL-90） 该量表是当前研究神经症及综合性医院住院患者或心理咨询门诊中应用最多的一种自评量表。有90个评定项目，每个项目分五级评分，包含了比较广泛的精神病症状学内容，对感觉、情感、思维、意识、行为直至生活习惯、人际关系、饮食等方面均有涉及，能准确刻画被试者最近一周以来的自觉症状，能较好地反映被试者的问题及其严重程度和变化，主要包括10个因子：①躯体化；②强迫症状；③人际关系敏感；④忧郁因子；⑤焦虑因子；⑥敌对因子；⑦恐惧因子；⑧偏执因子；⑨精神病性；⑩其他：该因子是反映睡眠及饮食情况的。

2. 抑郁自评量表（self-rating depression scale，SDS） 由 Zung 于 1965 年编制而成。能全面、准确、迅速地反映被试者抑郁状态的有关症状及其严重程度和变化。本测验为短程自评量表，操作方便，容易掌握，不受年龄、性别、经济状况等因素影响，应用范围颇广，适用于各种职业、文化阶层及年龄段的正常人或各类精神病患者。包括青少年患者、老年患者和神经症患者，也特别适用于综合医院以早期发现抑郁症患者。

3. 汉密尔顿焦虑量表（Hamilton anxiety scale，HAMA） 由 Hamilton 于 1959 年编制。最早是精神科临床中常用的量表之一，包括 14 个项目：焦虑；紧张；害怕；失眠；认知功能；抑郁心境；躯体性焦虑；感觉系统症状；心血管系统症状；呼吸系统症状；胃肠消化道症状；生殖、泌尿系统症状；自主神经系统症状；与人谈话时的行为表现。HAMA 所有项目采用 0～4 分的 5 级评分法，各级的评分标准为：0 分，无症状；1 分，症状轻；2 分，中等；3 分，症状重；4 分，症状极重。

第 3 节　应用心理测验的一般原则

一、标准化原则

标准化测验必须通过一套标准程序建立测验内容，制订评分标准，固定实施方法，符合心理测验学要求的技术指标，并达到国际公认的水平。对于标准化测验，实施方法亦要做到标准化，主试者必须按照规定施测，以得到可靠的结果。有些人在使用测验时，由于不了解测验标准化的意义及方法，往往任意变更施测的程序，忽略测验实施的各种要求（如指导语、计分方法等）而导致结果出现误差。计分和解释的过程是将被试者的反应数量化并赋予意义的过程，它们也必须遵循标准化的原则，而采用符合标准化心理测验特征的量表又是测量客观性的根本保证。标准化心理测验的相关概念如下。

（一）常模

常模是指测验的参照分数，是解释测验结果的依据。对于一个测验的分数，要说明它的意义，必须与常模比较才能明确。心理测验的常模是通过标准化的程序建立起来的。常模有年龄常模、百分等级常模、标准分常模等，用于测验时，要根据实际需要选用适合的常模。

（二）信度

信度是指测验分数的可靠性或结果的稳定性。它还代表着一个人或一群人在不同的情况下，对同一测验测量结果相符或相一致的程度。任何测验都存在误差，误差和信度成反比，误差越小，信度越高；误差越大，信度就越低。信度通常是以同一样本所得两组资料的相关性表示，这就是信度系数。信度系数的大小，表示信度的高低。分数的误差来源不同，估计信度系数的方法也不同。常用的方法有再测法、复本法、折半法。信度系数取值范围为–1～+1。一般来说，系数越大说明一致性越高，测得的分数越可靠；反之则相反。信度的高低与测验性质有关。通常能力测验的信度（要求 0.80 以上）高，人格测验的信度（要求 0.70 以上）低。

（三）效度

效度是一个测验能够测量某种行为特征的真实性和准确性的程度。效度越高则表示该测验测量的结果所能代表要测量行为的真实度越高，能够达到所要测量的目的。对于一个标准化测验来说，效度比信度更为重要。一项测验信度高不一定效度高，但效度高信度也一定高。所以效度高是标准化测验的必要条件。检验效度的方法有许多种，因测验的性质不同而有所不同。根据美国心理学会发布的《教育与心理测试标准》所述，将测验效度分为内容效度、构想效度和效标关联效度（或称实证效度）。具有一定效度的心理测验，才能成为正确而有效的测量工具。

二、客观性原则

（一）正确认识心理测验

心理测验是研究心理现象的重要方法，是心理诊断和作决策的重要工具。但是，心理测验尚有不完善的地方，其局限性概括起来有三个方面：一是不同的心理测验所依据的理论基础不尽相同，所测特质的定义、观点及概念系统也不同。同样性质的测验测量的可能是不完全相同的心理特质。二是心理测验是对人的心理特质的间接测量与取样推论，不可能完全准确。三是作为指导测验编制的“测量理论”，无论是经典性的还是现代新提出的，都有一些比较脆弱的假设。因此，必须以科学、严肃、慎重、谦虚的态度对待心理测验，绝不能视心理测验为唯一准确可靠的诊断工具。正如心理学家潘菽教授指出的那样：“心理测验是可信的，但不能全信，心理测验是可用的，但不能完全依靠它。”

（二）慎重选择测验工具

第一，要选择按照科学方法编制的，经过标准化程序处理的心理测验；第二，要根据所要测量的心理特征和测验手册中的有关介绍来认识并选择恰当的心理测验；第三，选择测验人员，心理测验是一项专业性、技术性较强的工作，测验的选择、施测、计分、解释应由训练有素的专业工作者担任。

（三）要慎重解释与使用测验结果

主试者与被试者讨论测验的结果时，主试者要以建设性的方式向被试者传达真实和准确的信息；要考虑施测中可能带来的误差，并结合整个背景对结果作必要的矫正。要考虑测验分数给被试者所带来的心理压力，在解释分数时，一方面要十分慎重，避免感情用事、虚假断言和曲解；另一方面，又要做必要的思想工作，防止被试者因分数低或分数高而产生不良的心理状态。

三、保密性原则

保密包括对测验内容的保密及对测试结果的保密。关于测验的题目、答案、计分方法等内容只有专业人员才能掌握，不允许随意散播，否则会降低测验结果的真实性。心理测验的结果属于被试者的个人资料，有些涉及隐私，工作人员理应保密。

自测题

A1/A2 型题

1. 关于行为观察法，下列说法正确的是（　　）
   A. 提供有关被观察者个人行为特征
   B. 提供心理测验的结果
   C. 实验观察属于自然观察
   D. 不适合语言障碍者
   E. 结果较为主观
2. 关于访谈法，下列说法错误的是（　　）
   A. 倾听就是指“听”对方所讲述的事实
   B. 交谈中信息的来源，非言语行为占大多数，而谈话内容只占少部分
   C. 建立良好的关系是访谈能否顺利进行的关键
   D. 使用来访者容易理解的词
   E. 避免问题过长或多重提问
3. 心理测验法的特点是（　　）
   A. 准确性　　B. 持续性
   C. 主观性　　D. 直接性
   E. 间接性
4. 明尼苏达多相人格调查表（MMPI）属于（　　）
   A. 能力测验　　B. 人格测验
   C. 神经心理测验　　D. 临床心理评定量表
   E. 投射测验
5. 韦氏智力量表诊断智力等级边界的值是（　　）
   A. 110～119　　B. 90～109
   C. 80～89　　D. 70～79
   E. 69 以下
6. 评估个体一周内的心理症状最常用的心理测验是（　　）
   A. 90 项症状自评量表（SCL-90）
   B. 汉密尔顿焦虑量表（HAMA）
   C. 抑郁自评量表（SDS）

D. 明尼苏达多相人格调查表（MMPI）
E. 生活事件量表（LES）

7. 投射是让受试者在一种情境中，按情境对其意义和感受做出反应，采用投射原理编制的心理测验是（　　）
A. 艾森克人格问卷
B. 韦氏智力量表
C. 卡特尔 16 种人格因素问卷
D. 主题统觉测验
E. 明尼苏达多相人格调查表

B_1/B_2 型题

（8～10 题共用选项）

A. 标准分　　B. 常模
C. 标准差　　D. 信度
E. 效度

8. 反映标准化心理测验可靠性的技术指标是（　　）
9. 某种心理测验在某一人群中测量结果的标准量数是（　　）
10. 目前心理测验中最常用的常模形式是（　　）

（刘大川）

第5章
患者心理

学习目标

1. 素质目标　树立关爱生命，关注患者心理健康，乐于奉献的思想理念；具有良好的同理心，能设身处地理解患者。

2. 知识目标　掌握患者角色的概念，熟悉患者角色适应问题，了解患者的求医与遵医行为。

3. 技能目标　能对患者进行心理评估、心理诊断，正确运用心理学知识对患者进行心理维护，满足患者的心理需要。

第1节　患者心理概述

案例 5-1

梁女士，42 岁，在外企上班，工作压力很大。近日阑尾区疼痛难忍，医生建议手术，但梁女士考虑术后需请假以及手术费用问题，遂坚持保守治疗，每天仅输液和口服药物。由于疗效缓慢，疼痛持续，所以梁女士心情不佳，烦躁不安。

问题： 1. 此时梁女士所承担的角色是什么？

2. 梁女士此时具有哪些特征？

3. 此时梁女士的角色行为出现了哪些偏差？

一、患者与患者角色

（一）患者的概念

因疾病或病感而寻求医疗帮助的人，或者说，有躯体或心理上偏离正常，被本人或他人所察觉，寻求医疗帮助的人被称为患者。

在日常生活中，很多人会罹患一种或一种以上疾病，如轻度腹泻、近视、龋齿等，但能正常承担原有社会责任，人们不会把这些人都称为患者；有些患有疾病的人没有自觉症状，也没有求医行为，如癌症早期无症状的人，可照常生活和工作，不认为自己是个患者；有些人没有躯体疾病，但自觉不舒服，有一种“患病”的主观体验。

（二）患者角色

患者角色，又称患者身份，当一个人被宣布患有某种疾病后，便会受到不同的对待，人们期待他有与患者身份相适应的心理和行为，即承担起“患者角色”。1951 年美国社会学家帕森斯在《社会系统》一书首次提出“患者角色”的概念，他认为生病是人类正常生理和社会状况的失调。“患者角色”是指患病个体在患病状态时有寻求医疗帮助的需要和行为，通过患病、治疗和康复的过程，患病个体与家庭、社会及医务人员之间产生的社会角色。

二、患者角色适应问题

在患者角色适应的过程中，部分人因为种种因素的影响，在患者角色和其他社会角色转换过程中没有按实际的角色模式行事，出现角色适应问题。

（一）角色行为缺如

角色行为缺如是指患病者未能进入患者角色。表现为意识不到自己有病；或虽经医生诊断有病，但本人却拒绝承认自己是患者；或虽不否认自己有病，但却低估了病情的严重性。角色行为缺如，常发生在由健康角色转向患者角色或疾病突然恶化时。因不能认同患者角色，常勉强承担正常的社会角色，使劳动、生活及学习效率降低，可能导致病情的进一步恶化或贻误最佳治疗时机。

（二）角色行为冲突

角色行为冲突是指患者在角色转换过程中，不愿或不能放弃原有的角色行为，与患者角色行为相互冲突。多因工作繁忙不能安心治疗，或不能放弃家庭责任而影响治疗等。常见于承担较多社会和家庭责任且责任心和事业心较强的人。如某高三教师因病住院，却时刻惦记着自己的学生，想治病又想回到教室。角色行为冲突常发生于由健康角色转向患者角色时。

（三）角色行为强化

角色行为强化是指患者患病后不愿摆脱患者角色，重返社会常态角色的行为。表现为患者的依赖性增强，对自己的能力表示怀疑，过度要求别人照顾，或感觉病情严重程度超过实际情况。安于“患者角色”的现状，病愈后也不愿出院或不愿承担原来的社会角色，期望继续享有患者角色所获得的利益。患者这种角色适应的偏差，常发生于由患者角色转向其他社会角色时。

（四）角色行为消退

角色行为消退是指已经进入患者角色的患者，由于某些环境、家庭、工作，以及社会角色、责任、义务等因素而走出患者角色，过早地转入社会常态角色，去承担其他角色的责任和义务的行为表现。如住院治疗中的母亲因孩子的意外受伤而毅然出院去照顾孩子。

（五）角色行为异常

角色行为异常患者是指对疾病缺乏正确的认识，表现为过多考虑疾病的后果，对自身健康过度悲观，产生焦虑和恐惧等不良情绪。因此易出现行为异常，如攻击性行为、滥用药物、病态固执和拒绝有效的治疗方案，甚至出现抑郁、厌世，以自杀手段来寻求解脱痛苦等。此种适应偏差常出现在久病、重病或患有某些被社会歧视疾病的患者身上。

（六）角色认同差异

角色认同差异是指患者在转入患者角色后往往较多地强调自己的权利而忽略应尽的义务。而医护人员通常从理性的角度看待患者，强调患者的行为应符合患者角色和身份，履行其义务。

三、患者的求医行为与遵医行为

（一）求医行为

求医行为是指个体感觉到某种不适、有病感或出现某种症状时，寻求医疗机构或医务人员帮助的行为，也称就医行为。包括以下三种类型。

1. 主动求医行为 个体有就医动机，主动寻求医疗机构或医务人员帮助的行为。疑病性神经症或者药物依赖性的个体也常采用这种行为。

2. 被动求医行为 个体无求医动机，在其他人催促或帮助下才就医的行为。一些自知力或自制力缺乏、自理能力下降和就医行动不便的个体常采用这种行为。

3. 强制求医行为 在某些特殊情况下，个体患病后无就医动机，由他人或管理机构强制送医的行为，如精神病患者和某些传染病患者等。

个体的求医行为会受到生理、心理和社会等因素的影响。

（1）疾病认知　对疾病的认知是否恰当是影响求医行为的最主要因素。正确了解疾病的性质、严重程度、发生、发展、康复及预后等有关信息有助于激发个体的就医动机，促使个体采取恰当的求医行为。

（2）患者人格　包括患者的性格倾向、疾病体验、生存动机等。个性多疑、胆小怕事者，疾病体验敏感者，生存动机强者易采取求医行为。反之，刻板固执者、疾病体验不敏感者、生存动机弱者则不易采取求医行为。

（3）求医条件　包括患者就诊的医疗机构的行医理念、医疗设施、医疗水平和交通状况等因素。

（4）就医经历　主要是指就医满意度，特别与首次就医或急危重症情境下就医的经历有关。

（5）社会支持　包括亲友、同事及单位等对患者就医行为的态度，个体的收入及职业发展目标等。

（二）遵医行为

遵医行为是指患者的行为与临床医嘱的符合程度。可分为患者对医疗措施的遵从和对健康教育与行为指导等预防措施的遵从。按依从性的程度，遵医行为可分为完全遵医行为和不完全遵医行为（或称不遵医行为），主要受以下因素的影响。

1. 患者自身的因素　包括年龄、记忆力、信念和态度等。儿童和老年人较易出现遗忘、不理解或误解等而发生不遵医行为。另外，疾病相关信息获得的多少也可能会改变个体对疾病的态度，获取疾病信息有利于患者采取遵医行为，特别是获取那些能够让患者感受到疾病危害性，认识到通过采取遵医行为能有益于健康的信息。

2. 治疗、护理方案的特征　包括治疗、护理、检查、用药的复杂性、不良反应和费用等。治疗和护理的方案越复杂越不利于患者理解和记忆，从而影响遵医行为。

3. 疾病因素　包括疾病的性质及临床表现等。慢性疾病患者、病情较轻者、神经症患者、症状不明显者，其不遵医行为较多见；而急性疾病者、危重症者、症状明显者的不遵医行为少见。

4. 医患关系　患者与医护人员接触的时间、频率、交流方式及医患关系模式对患者的遵医行为产生影响。

5. 社会支持因素　患者的亲友、同事、单位，特别是其他患者给予的关心、支持和监督　有利于促进患者的遵医行为。

第2节　患者的心理需要与心理反应

一、患者的心理需要

需要是促进个体行为的内在动力，患者的心理活动、行为表现都与疾病状态下的心理需要密切相关。从患者的实际需要出发，满足患者的心理需要，是“以患者为中心”理念的体现，也是心理护理的本质。

（一）安全需要

安全需要是个体维系生存的基本需要。躯体不适和对健康状况的不确定性给患者带来了躯体或精神上的不安全感，这种情况下，安全需要常常成为患者最重要的心理需要。患者安全的需要体现在很多方面，如急危重症患者对生命安全的迫切期待；慢性疾病患者担心疾病的预后。患者缺乏安全感表现在：对年轻医护人员产生盲目的不信任；过分依赖大医院和专家效应，“小病大治”而导致大医院医疗资源紧张，造成基层医疗资源的浪费；质疑医护人员的职业精神，对医护人员的诊疗和护理不配合、治疗依从性差；过分担心疾病预后，造成不必要的精神负担等。

（二）解除痛苦和康复的需要

对于患者来说，最首要的需要是身体康复和尽量减少躯体不适及痛苦。患者因要求诊断和检查过程时间不要过长而缺乏耐心；期待优秀的医护人员为自己诊治，希望自己获得专业的医治；期望治疗见效快、效果好等。

（三）被接纳、获得归属感的需要

归属感是个体被既定环境与人际圈接纳和认可所产生的一种体验和感受，个体总是倾向于寻找自己熟悉的、被认同的环境，然后主动对此环境产生依从性而获得归属感。患者角色的出现使其脱离原有环境，对当下环境产生不适，导致患者的归属感降低。例如，①工作中的归属感：患者在疾病状态下导致工作效率或业绩下降，患者希望不会被领导和同事质疑，能够得到理解和接纳；②家庭中的归属感：患者的角色使其不能继续承担好家庭角色，对家人照顾不周，以及家庭在医疗费用上的支出，往往使患者产生自责或负罪感；③在医疗环境中的归属感：多见于入院治疗的患者，陌生的环境、有别于以往的生活习惯、不熟悉的病友会给患者带来寂寞感和不适感。患者这些缺乏归属感的心理反应使其对于被接纳的需求更加强烈，他们希望得到医护人员、亲属、病友及工作伙伴的理解，希望别人接纳他们在特殊状况下的角色。

（四）了解信息的需要

疾病发生后，患者由于缺乏医学知识，难以掌控疾病的预后，会产生一定程度的不安全感。因此，很多患者会对疾病预后及康复预防等方面的信息表现出强烈的需求。在医疗环境下，医护人员就成为患者获得疾病相关信息的最佳信赖者。例如，患者总是期望与医护人员有更多的关于自身疾病知识的交流；术前患者希望医护人员能够给予自己更多与手术相关的信息等。

（五）尊重的需要

疾病给患者带来不同程度的丧失感、无助感或失控感，自我评价往往偏低，加上患者角色的强化和原有社会角色的暂时丧失，使其价值需求显著增加。患者不想被忽视、轻视或被控制，这些心理特点使其自尊感增强，更在意他人对自己的评价和态度。他们通常对医护人员和家属有更高的期望，希望得到更多的关注和尊重。

二、患者常见的心理反应

（一）认知改变

1. 感知觉改变 健康状态下个体的感知觉能客观如实地反映事物的属性，而患者在疾病状态下可能出现较以往不同的心理特点，使其在感知事物的过程中出现偏离事物本质的表现。患者角色强化使其对自身躯体状况过分关注，从而引起感知增强，如睡眠时要求绝对的舒适和安静而导致易惊醒；对居住环境的要求增加，感觉衣服、床铺、被褥不舒适；主观感受与客观器质性病变不相符，甚至某些患者在没有器质性病变的基础上仍然出现了躯体的不适感。对生理状况的敏感也增强了患者在社会交往中的猜疑，如对医护人员的专业性和责任感质疑，不认同用药的合理性和检查的必要性。严重的患者还有错觉或幻觉出现；截肢的患者出现幻肢痛。也有些患者出现感知觉减退的表现，如患者对痛觉、温度觉的感受性降低，长期卧床的患者出现压力性损伤（压疮）却感知不到。

2. 思维改变 感知觉是思维的基础，随着感知觉的改变，患者的思维常常也会发生变化，导致以往经验被摒弃，现有主观感受占主导，使思维缺乏客观准确性。例如，患者对自己健康状态的评价，对疾病预后的期待，对医护人员的认知等往往带有较多的个人主观色彩。

（二）情绪改变

1. 焦虑 是对未来或可能的风险过分担心和害怕的情绪状态。焦虑是个体面对环境中一些即将来临、难以预测、需要付出重大努力才能应对的事件时，主观上出现的紧张不安和提心吊胆的状态。焦虑往往发生在对事物的结果难以掌控时。多数患者对所患疾病的医学知识了解甚少，对自身康复状况产生担忧，焦虑就成为患者最常见的情绪体验，如难确诊的患者、术前或检查前的患者、急重症患者、慢性疾病患者、残疾患者等对诊断、诊疗的安全性、疾病的预后会产生不同程度的焦虑。除了精神上的焦虑，患者还会出现躯体上的焦虑症状，如心率加快、血压升高、呼吸急促、胸闷等自主神经症状，需要护理人员对患者的症状加以判断，是疾病的原发症状，还是焦虑情绪所致。

多数躯体疾病患者的焦虑都属于正常范围的焦虑，有明确的焦虑对象、适当的焦虑程度和表现形式。当患者的焦虑找不到明确原因或出现过分不合理的反应时，需要与焦虑障碍鉴别。当患者出现焦虑情绪时，常常会同时出现其他情绪，需要护理人员对不同的情绪体验加以区分。

2. 恐惧 是一种试图摆脱已经明确、会受到伤害或生命受到威胁时的情绪状态。恐惧常发生在个体凭借既往经验和应对方式应对无效时。例如，初次发病的患者、急性发病的患者、危重患者、术前患者、临终患者等恐惧体验较为明显。

恐惧也会伴随出现生理变化，如血压升高、心率加快或心律不齐、呼吸短促或停顿、尿频、尿急、厌食等，常与焦虑同时出现。

3. 抑郁 是以个体表现出显著而持久的心境低落为特征的一种心境障碍。表现为个体情绪低落，高兴不起来，出现悲观、失落、无助、无用、绝望等消极心境，出现自我评价降低，严重者出现自责自罪。抑郁情绪的出现常与患者疾病的严重程度、人格特征、社会支持程度等有关，如慢性疾病患者、肿瘤患者、临终患者等易出现抑郁情绪。抑郁情绪亦会导致患者出现躯体不适感，如睡眠障碍、食欲减退、自主神经症状、性欲降低等。出现抑郁情绪者常表现为动力不足，难以激发其积极性和主动性，治疗的依从性降低。抑郁经常和焦虑同时出现。

抑郁情绪需要与抑郁障碍相鉴别，应注意保证重度抑郁障碍患者的安全。

4. 愤怒 是个体因追求目标受阻、需要得不到满足时出现的一种负面情绪体验，是个体投向外界的不满意表达，如久病不愈、对诊疗护理不认同、陪护者不合乎患者要求时出现。患者表现为易激惹、有攻击性语言或行为、缺乏自控力，医护人员及家属成为患者愤怒指向的主要对象，严重影响患者的人际关系。

（三）意志行为改变

由于患者角色的强化，患者不能客观评价自己的行为能力，从而出现自主行为水平降低，对获得帮助的需求过于强烈，出现与年龄、身份不相符的行为表现。常表现为对自己的日常行为和生活自理能力信心不足，过于依赖，以自我为中心，敏感脆弱，行为顺从或幼稚，缺乏主见，意志力薄弱，治疗依从性差。

（四）人格改变

个体的人格是相对稳定的，然而患病容易使个体人格出现动态变化，尤见于预后不佳、容貌受损、行为活动受限的患者。以自我为中心是患者常见的人格特点，还可能出现固执敏感，情绪暴躁，向亲属及医护人员不合理地宣泄情绪，不接纳别人，不尊重他人建议，无视他人的关心和照料，向他人提出过分要求。疾病也会使患者自我价值感降低、自尊感缺乏，失控感、无用感增强。

医者仁心

不是“行护”是“心护”

在南丁格尔奖章获得者、山西医科大学第一医院护理部主任杨辉几十年的护理生涯中，让她感受最深的一句话是“护理不是‘行护’而是‘心护’”，她始终认为，护理要用心去做，用爱去做。2008年汶川大地震，杨辉带队负责灾后伤员转运和救治，负责的伤员中有一个叫杨欢的12岁小姑娘，因为身边亲人和同学突然间离开，小杨欢一度不说话，不吃饭，只是整日躺在病床上；杨辉就每天想尽办法跟小杨欢聊天，给她做好吃的，请老师给她补课，终于使杨欢重拾勇气面对生活，后来顺利考上了大学，她一直亲切地喊杨辉“杨妈妈”。对杨辉而言，这就是对自己工作莫大的肯定和慰藉。

自测题

A1/A2型题

1. 下列不是患者常出现的心理变化的是（　　）
   A. 认知改变　B. 情绪改变
   C. 人格改变　D. 意志行为改变
   E. 依赖
2. 患者病后最常见最突出的情绪反应不包括的是（　　）
   A. 倾听　B. 抑郁
   C. 焦虑　D. 愤怒
   E. 恐惧
3. 以下不属于患者角色适应偏差的是（　　）
   A. 角色行为强化　B. 角色行为冲突
   C. 角色行为替代　D. 角色行为消退
   E. 角色行为缺如
4. 李奶奶觉得有点头晕，但她认为这是小事情，休息一下就好，但是家人为了安全起见，陪她去了附近医院就医，李奶奶这种行为属于（　　）
   A. 被动求医　B. 主动求医
   C. 强制求医　D. 勉强求医
   E. 以上都不对
5. “进入患者角色后，表现为对疾病状况的过分认同，对所患疾病过分关心，小病大养”属于患者角色适应不良的哪种情况（　　）
   A. 角色行为冲突　B. 角色行为强化
   C. 角色行为缺如　D. 角色行为恐惧
   E. 角色行为消退

（古董明）

第6章 心理干预

学习目标

1. 素质目标　树立以患者为中心，提供全面、优质、高效护理服务的理念；具有较强的心理危机防范意识；具有乐观、积极的生命观。

2. 知识目标　掌握心理咨询的原则，熟悉认知治疗技术的原理、行为治疗技术的原理及常用方法、以人为中心的心理治疗技术、暗示治疗技术、团体心理治疗技术等。

3. 技能目标　能够在心理护理中运用心理咨询的一般程序和基本技巧；能够运用放松疗法缓解焦虑；能够通过对患者的心理分析，选择适宜的心理干预策略，能用心理咨询程序整理案例。

案例 6-1

患者，女，28 岁，已婚，于一周前产下她的第一个孩子。分娩后患者感到疲惫，经常失眠、情绪低落，对新生儿和家庭失去兴趣和热情，对自己的母亲角色感到不安，担心自己不能胜任，感觉丈夫不关心自己，并开始对她的婚姻和未来感到担忧。一天前患者出现自我责备、哭泣、拒绝见人等，开始对丈夫和家人产生怨恨和敌意，并开始对自己的生活感到绝望，睡眠质量进一步恶化，食欲减退甚至出现了自伤行为。

问题： 1. 该患者出现了什么心理状况？

2. 作为该患者的责任护士，你该如何对其进行心理干预？

第 1 节　心理干预概述

一、心理干预的概念

心理干预（psychological intervention）是指在心理学理论指导下有计划、按步骤地对一定对象的心理活动、人格特征或行为问题施加积极影响，使之发生朝向预期目标变化的过程。一般认为心理干预包括心理咨询、心理治疗、心理健康教育等。但随着医学心理学的发展，心理干预的内涵和范围也在不断变化和发展。

二、临床心理干预的种类

心理干预的种类和方法繁多，可以根据不同的分类方式进行划分。

（一）按心理干预的对象划分

按心理干预的对象划分，心理干预分为健康促进干预、预防性干预和治疗性干预。心理干预的对象主要有正常人群、高危人群和已产生心理问题的人群。

1. 健康促进干预　是指在普通人群中建立适应良好的信念、行为和生活方式，也称为一级干预。旨在帮助护理对象找到导致某类心理障碍的危险因素和保护因素，如某些人格特征、生活方式、家庭环境、社会环境、工作状况等。指导个体学习正确应对各种应激的方法，培养其积极的信念和认知方式，降低心理应激。

2. 预防性干预 指针对某类高危人群，采取降低危险因素和增强保护因素的措施，从而阻断心理障碍形成或爆发的过程。又可以分为普遍性干预、选择性预防干预和指导性预防干预。例如，更年期妇女容易出现情绪和睡眠问题，可以通过普及情绪管理和睡眠促进方面的知识，以及提供预防性技能的方式进行干预。

3. 治疗性干预 是针对处于急性心理危机状态的患者采取的有效措施，旨在化解危机状态并消除危险。同时，对于各种心理障碍患者，提供心理援助、支持、干预和治疗，以减轻或消除其心理障碍，恢复心理健康。

（二）按心理干预的规模划分

按心理干预的规模划分，心理干预分为个体心理干预和团体心理干预。

1. 个体心理干预 是指由心理咨询师对来访者进行一对一的心理支持及辅导。心理咨询师了解患者存在的心理问题及其形成的原因，建立个人心理档案，对其存在的心理问题进行分析，并制订出针对性的心理干预计划，通过实施计划解决个人心理问题。个体心理干预针对性强、保密性好，效果明显，但成本较高，需要咨询师和来访者投入较多的时间和精力。

2. 团体心理干预 是将具有相似问题的人分成若干小组，通过咨询师的引导，团体成员之间相互作用产生影响，从而使个体能够从团体中获得支持和学习，解决心理问题。例如，对癌症患者进行团体心理干预时，咨询师引导患者之间相互学习、互相鼓励和支持，促进彼此之间的交流和经验分享，以树立战胜疾病的信心，并采取积极的应对方式，从而更好地应对疾病带来的心理困境。

第 2 节　心理干预的常用方法

一、心理咨询技术

心理咨询技术可以追溯到心理学的发展初期，当时主要以精神分析为主导。随着学科的发展，心理咨询领域出现了许多新的理论和方法，如行为主义、人本主义、认知理论等，产生了认知行为疗法、家庭系统疗法、情绪焦点疗法、接纳承诺疗法等，这些理论和方法为心理咨询提供了更多的选择和工具。

（一）心理咨询的概念

“咨询”一词来源于拉丁语，有商量、讨论、征求意见等意义。心理咨询是心理咨询师运用心理学的原理和方法，帮助求助者发现自身的问题和根源，从而挖掘求助者本身潜在的能力，来改变原有的认知结构和行为模式，以提高对生活的适应性和调节周围环境的能力。

心理咨询的根本目标是帮助来访者成长，心理咨询师不参与决策和解决具体问题，而是充分发挥求助者自身的潜能，在心理咨询师的帮助和支持下求助者解决自己的问题，即“助人自助”。

（二）心理咨询的对象

心理咨询最主要的对象是健康人群或存在心理问题的亚健康人群，不包括精神病患者。心理咨询的对象应具备以下几个方面的条件。

1. 具有一定的智力基础 这样来访者才能表达清楚自己的问题，能够理解心理咨询师要表达的意思。

2. 内容合适 有些来访者的心理问题适合心理咨询，有些需要配合药物治疗。

3. 人格基本健全 如果来访者存在严重的人格障碍，心理咨询就不能起到应有的效果。

4. 有主动求助的动机 动机是否合理、有无咨询的动机直接影响心理咨询的效果。如果缺乏自我改变的动机，而是希望别人改变，或者求助动机超过心理咨询的范围，均不适合进行心理咨询。

5. 有交流能力，自愿寻求帮助 来访者必须具备一定的交流能力，能理解心理咨询师的意思，此外，必须是来访者自愿寻求帮助，并相信心理咨询能给他提供帮助。

（三）心理咨询的原则

在心理咨询过程中，必须遵循一定的原则，主要有以下几方面。

1. 保密性原则 咨询者应保守来访者的谈话内容和内心的秘密，妥善保管个人信息、来往信件、测试资料等。如因工作等特殊需要不得不引用咨询事例时，也须对材料进行适当处理，不得公开来访者的真实姓名、单位或住址。保密性原则是咨询原则中很重要的一条原则，它既是咨询双方建立相互信任的基础，也是伦理道德和法律的要求。

2. 时间限定的原则 心理咨询必须遵守一定的时间限制。咨询时间一般规定为每次 50min 左右，间隔为一周左右。

3. 自愿的原则 到心理咨询室求询的来访者必须出于完全自愿，这是确立咨询双方关系的先决条件。一般来说，只有因烦恼而感到心理不适并愿意找心理咨询师诉说烦恼，以寻求心理咨询师心理援助的人，才能够获得问题的解决。

4. 感情限定的原则 在咨询过程中，心理咨询师和来访者间接触过密不仅容易使来访者过于了解心理咨询师，阻碍来访者的自我表达，也容易使心理咨询师该说的不能说，从而失去客观公正地判断事物的能力。所以从严格意义上来说，心理咨询师与来访者不能建立咨询关系之外的其他任何关系。

5. 助人自助的原则 心理咨询师的咨询不是为来访者解决具体的问题，而是帮助来访者自己想清楚问题的所在，从而找出解决问题的方法。“助人自助”是指通过心理咨询帮助来访者增强自己帮助自己的能力。

6. 重大决定延期的原则 心理咨询期间，由于来访者情绪常常是不稳定的。原则上应规劝其不要轻易做出诸如调换工作、退学、离婚等重大决定，在咨询结束后，来访者的情绪平稳后，心境得以整理之后做出的决定，往往不容易后悔或反悔的概率较小。

（四）心理咨询的一般程序

1. 初始阶段

（1）建立咨询关系 良好的咨询关系是心理咨询的基础，它受心理咨询师和来访者双方的影响。对来访者而言，其咨询动机、合作态度、期望程度、自我觉察水平、行为方式及对咨询者的反应等，在一定程度上会影响咨询关系。对心理咨询师而言，其咨询态度对咨询关系的建立和发展具有极为重要的作用。心理咨询师对来访者采取尊重、真诚、鼓励的态度，为来访者提供一个安全自由的氛围，可以促使来访者积极地自我探索和自我改变。

（2）收集资料，全面了解情况 心理咨询师通过交谈深入掌握来访者的信息资料，主要包括：①来访者的一般情况，如姓名、性别、年龄、民族、文化水平、职业、兴趣爱好、生活经历等。②来访者所面临的主要问题，如学习焦虑、失恋、就业困难、人际关系失调、迫切需要解决的心理困扰等。③来访者心理问题的背景资料。

2. 分析与认知问题阶段 通过对所掌握的材料进行分析、比较和讨论，找出主要的问题，在此基础上，制订咨询的目标、计划和策略，这是心理咨询的深入阶段。在此阶段，心理咨询师常常需要提醒来访者一些可能被忽略的细节，以帮助其进一步了解自己，发现自己的问题，弄清问题的实质。

3. 行动转变阶段 是咨询过程中最重要的阶段，来访者在这一阶段开始自我转变。心理咨询师在一般情况下不要直接、具体地告诉来访者应该如何做，而是提出建议，和来访者初步商定可能解决问题的办法，以及对这些办法可能引起的结果进行分析评价，让来访者自己去体会方法的可行性并选择其中最适合解决自己问题的办法；或启发来访者自己运用在咨询过程中得到的领悟来制订解决目前心理主要问题的方案并采取行动。

4. 结束与巩固阶段 心理咨询师应对整个咨询过程、咨询目标、存在问题、主要症结、处理建议和咨询效果做简洁明确的小结，以使来访者更清楚地认识问题、获得领悟，心理咨询师也能理清思路、总结经验，从而巩固咨询效果。如果咨询效果不佳，应重新确定咨询目标，选择新的咨询方案。

（五）心理咨询的基本技巧

心理咨询工作的成败与心理咨询师在工作过程中是否能灵巧地运用心理咨询的技巧密切相关。心理咨询的基本技巧主要包括倾听、提问、鼓励、释义、情感反应、解释、反馈、共情、非言语交流等。

1. 倾听 学会倾听是心理咨询的先决条件，也是心理咨询的核心。心理咨询过程中的倾听不同于一般社交谈话中的聆听，它要求咨询者认真地听对方讲话，认同其内心体验，理解其思维方式。心理咨询师在听对方讲话过程中，不以个人的价值观念来评价来访者的主述。倾听不仅要听懂来访者通过语言、行为所表达出来的内容，还要听出他们在交谈中所省略的和未表达出来的心理内容。善于倾听，不仅在于听，还要有参与和适当的反应。反应可以是语言的，也可以是非语言的，反应的目的是向来访者表达心理咨询师的态度，鼓励来访者叙述，促进咨询关系，同时也可以促进来访者的自我了解。

2. 提问 主要有封闭式提问和开放式提问两种。

（1）封闭式提问 是指心理咨询师对来访者所提问题的答案有限定的范围，常采用“是不是”“对不对”“有没有”等形式提问，如“你和同学的人际关系还好吗？”来访者听到提问后，一般只需做肯定或否定的回答即可。其作用是能在较短时间内获得特定的信息，当来访者偏离正题时，运用此技巧把谈话引回正题。经常用封闭式提问，易令来访者产生被询问感而压抑自己，减少来访者的咨询动机。

（2）开放式提问 是指心理咨询师对来访者所提的问题没有限定的答案，给来访者回答问题留有充分的自由度。常用“什么”“如何”“为什么”等形式来提问，如“你能谈谈与同学的关系吗？”运用此技巧可以收集更多的资料，也便于来访者深入地自我剖析，推动交谈向纵深方向发展。但应注意的是，这也会增加心理咨询师对咨询过程把握的难度，可能会使咨询方向发生偏移。

一般来说，在咨询中结合使用封闭式提问与开放式提问，把握来访者的问题时会更加全面。

3. 鼓励 是指对那些在了解自己的适应问题、心理困扰或疾病的性质之后表现出消极悲观、缺乏自信的来访者，给予关注、理解和支持。其作用是使来访者能振作精神，鼓起勇气，增强应对危机的信心。例如，心理咨询师向来访者点头示意或说出肯定、赞同的话；再如心理咨询师用“你以前那么困难都过来了，你很棒”“你很坚强”“你很勇敢”“你身上有许多亮点”等语言使来访者增强自信心。

4. 释义 是指心理咨询师将来访者谈话的主要内容用自己的话再反馈给来访者。其作用主要有三点：①心理咨询师向来访者核对自己对来访者说话内容的理解程度，确保理解的准确性；②对来访者起鼓励作用，支持他继续说下去；③重复的“关键词”“引导词”可以引导来访者重新审视和剖析自己所面临的情感、适应等的困扰，促使谈话更加深入。

5. 情感反应 是指心理咨询师用词句来表达来访者所谈到、所体验到的感受，即有选择地在交谈中对其表现出的情绪予以注意和反应。它的作用是澄清事件背后隐藏的情绪，推动对感受及相关内容的讨论，也有稳定来访者情绪的作用。

6. 解释 是指心理咨询师运用有关的心理学理论来说明来访者思想、情感和行为的产生原因、发展过程、影响因素等，促使其从新的角度加深对自己问题的认识和理解，产生领悟，进而做出积极的改变。解释的形式一般有两种：一种是根据心理咨询师个人的经验及对来访者问题的了解与分析得出的解释；另一种是根据心理咨询与治疗的理论对来访者的问题做出的解释。

7. 反馈 是指来访者所发出的信息被心理咨询师接收后，心理咨询师通过某种方式又把信息传回来访者，使来访者的本意得以扩展、澄清或改变。反馈的作用是让来访者知道他个人的问题、想法和做法在心理咨询师看来是否合理、有效，心理咨询师是否认同。反馈技术的运用能让来访者感到心理咨询师对自己的尊重和关注，从而使咨询双方关系更融洽。

8. 共情 是指体验别人内心世界的能力。它包括三个方面的含义：①心理咨询师借助来访者的言行，深入来访者内心去体验他的情感和思维；②心理咨询师根据自身知识和经验，把握来访者的体验与其阅历和人格之间的联系，更好地理解问题的本质；③心理咨询师运用咨询技巧，把自己的共情传达给来访者，以影响对方并取得反馈。共情可以促进咨询双方良好关系的建立，鼓励并促使来访者进行深入自我探索、自我表达、自我认识，进而促进咨询双方深入地了解问题和交流，达到助人效果。

9. 非言语交流 心理咨询的实践表明，在咨询过程中结合非言语交流，能起到强化言语作用，更好地实现反馈和传达情感的作用。非言语交流的途径包括身体姿势、肢体运动、目光接触、面部表情、皮肤接触及声调等。例如，在咨询交谈中，心理咨询师对来访者保持善意的目光接触，不时点头，这能让来访者感受到心理咨询师的接受、尊重和理解。

二、认知治疗技术

认知是指一个人对客观事物的认识和看法，包括对自己、对他人、对社会现象和周围环境等的认识和看法。认知治疗技术是根据人的认知过程及认知影响情绪和行为的机制，通过改变患者对自己、对他人或对事物的看法与态度来处理心理问题的心理干预方法。认知治疗焦点在于冲击患者的不合理信念，让其认识到当前的困难与不合理信念有关，发展有适应性的思维，教会其建立更有逻辑性和合理性的信念，鼓励他们身体力行，引导产生建设性的行为，并且验证这些新信念的有效性。

（一）认知治疗技术的原理

认知治疗技术的理论基础强调人的情绪来自人对所遭遇的事情的信念、评价、解释，而非来自事件本身，认知是心理活动的决定因素。认知调整就是通过改变人的认知过程和由这一过程所产生的观念来纠正个体适应不良的情绪或行为。美国临床心理学家艾利斯认为，经历某一事件的个体对此事件的解释与评价、认知与信念是其产生情绪和行为的根源。因此，对于一些不良的情绪和行为反应，只有通过疏导、辩论来改变不合理的认知与信念，才能达到治疗目的。他据此提出情绪 ABC 理论。其中 A 代表刺激性事件，B 代表认知，C 代表情绪和行为反应，并认为并非诱发事件 A 直接引起症状 C，A 与 C 之间还有中介因素在起作用，这个中介因素就是信念 B。情绪 ABC 理论后来又发展为情绪 ABCDE 理论，其中 D 代表对非理性信念的干预和抵制，通过 D 来影响 B，认识偏差纠正了，情绪和行为困扰就会在很大程度上解除或减轻，最后达到 E（干预效果），即负面情绪得到纠正。

（二）贝克认知疗法

贝克认知疗法是一种旨在帮助患者修正歪曲的信念、假设和自动化思维并且去对抗它，进而采取合理的想法和行动来平衡情绪的一种心理干预方法，由美国著名心理学家贝克于 20 世纪 70 年代创立。

该疗法认为，人们的情绪、行为是由对事物的认知引起的，而人们的认知是建立在自己以往的经验、态度之上的。心理问题或情绪障碍的产生并不是激发事件或不良刺激的直接后果，而是在歪曲或错误的思维影响下造成的。不同性格特征的患者有不同的认知歪曲。例如，有抑郁特质的患者可能对疾病、现实和将来都持消极态度，认为自己的疾病不能治愈，看不到希望；有焦虑性格特征的患者则过分夸大疾病的后果，面对治疗，只强调不利因素，而忽视有利因素。因此认知疗法的重点在于矫正患者的歪曲信念。贝克认知疗法的操作步骤如下。

1. 建立治疗性关系 良好的关系对于认知干预非常重要，它是心理干预的基础。在这个过程中，护士主要扮演诊断者和教育者的双重角色，需对患者的问题及其背后的认知过程有较全面的认识，对其存在的问题要进行诊断。

2. 确定目标 认知疗法的根本目标是发现并纠正错误观点及其认知过程，使之调整到正确的认知方式，对于所制订的各种具体目标，护士和患者应努力保持一致。

3. 确定问题 为了能够尽快发现患者情绪、行为问题背后不正确的认知信念，护士的首要任务是要把患者引导到某个特定的问题范围内，要求患者集中注意那些具体的问题和可以观察到的事实，引导患者对它们进行体验和反省。这需要通过提问和自我审查技术的结合来实现。

4. 检验表层错误信念 所谓表层错误信念又称负性自动思维，是指患者对自己不适应行为的一种直接、具体的解释。例如，一名洁癖患者认为不经常洗手就会影响到自己的健康；一个社交恐惧症患者认为他缺乏与人沟通的能力。总之，他们会寻找到具体的原因来解释其行为。可以使用认知治疗技术来检验表层错误信念。

5. 纠正深层错误信念 深层错误信念又称功能失调性假设，往往表现为一些抽象的与自我概念有关的命题。

6. 进一步改变认知 认知过程决定着行为的产生，同时行为的改变也可以引起认知的改变。因此，在认知干预中，护士需要通过行为矫正技术来改变患者不合理的认知信念。这种技术不是仅仅针对行为本身，而是时刻将它同患者的认知过程联系起来，并努力在两者之间建立起一种良性循环的过程。

7. 巩固新信念 当患者学会用新的思维方式来代替、评估旧的思维，用新的行为代替旧的不适应行为时，护士的基本任务也就完成了。最后一步的工作只需要调动患者内在潜能来进行自我调节。

三、行为治疗技术

（一）行为治疗技术的原理

行为治疗又称行为矫正法，源于经典条件反射、操作条件反射和社会学习理论的实验研究，20 世纪 50 年代得到广泛应用并迅速发展起来，在整个心理治疗领域中，行为治疗被称为“第二种势力”，是心理治疗发展史中的第二座里程碑。

行为主义理论认为人的各种行为都是从外界环境学习获得的，而各种心理异常与躯体症状，不仅是某种疾病的症状，也是一种异常行为。行为训练的基本原理：患者可以通过学习和训练，调整与改变原来的异常行为，代之以新的健康的行为，从而治愈疾病。行为治疗是问题聚焦和现实聚焦的，不重视对潜意识的分析，因此很少去寻找患者问题的根源，其焦点是改变当前的行为。

（二）行为治疗的常用方法

1. 放松疗法

（1）定义 行为学习理论认为，放松疗法是骨骼肌、自主神经和大脑皮质的放松条件反射建立过程，它为患者提供的舒适体验不是以兴奋性的增高而是以机体的基础能量代谢降低而获得的。交感神经活动过度与某些心身疾病密切相关，如高血压、冠心病、消化性溃疡等，而放松疗法具有良好的抗应激效果，降低交感神经活动的兴奋性，对于这些疾病的康复具有积极意义。有研究还发现，放松疗法可以提高学习能力和稳定情绪，长期的放松训练有利于良好性格的塑造。鲁斯认为放松疗法可以将大脑中储存的异常能量释放出来，从而利于心身功能和神经系统的调整作用，恢复大脑的自我控制功能。

（2）放松疗法的常用方法

1）渐进性放松训练：是最常应用的一种放松疗法。主要是通过对肌肉进行反复的“舒-缩”转换训练，让患者体验到紧张和放松的感觉，其后伴随着肌张力的下降，患者将进一步体验到深度的放松。目前临床上广泛使用的放松疗法涉及 16 组肌群，一般需要 12 个治疗小时的学习，每次需要 20～30min。具体操作程序如下：①首次进行治疗时应告知患者相关原则。②选择安静温馨的房间作为治疗室，患者应事先除去手表、眼镜，着宽松衣裤，以自我感觉最舒适的姿势在软垫或躺椅上进行放松训练。③预先告知患者放松疗法一般没什么难度，护士不要向患者下达任何训练成绩的指标，以避免其有主观上的任务压迫感。让患者明白放松疗法属于一种循序渐进的技术，需要练习一段时间，达到熟练程度时才能取得满意的效果。④进行“紧张-放松”的反复循环过程，这是放松疗法的核心操作。一般从手和前臂肌群开始，依次完成 16 组肌群的放松训练，每一肌群的练习应分散于几次治疗中完成。⑤每次训练时要求患者将注意力集中于某一肌群。如“请闭上眼睛，紧握你的左手，慢慢地从 1 数到 5，然后很快地放松左手，特别留意放松时的感觉，再重复一次，注意放松后的温暖感觉”。⑥某一肌群放松后，再转换到另一组肌群，其顺序依次为：双手、双臂、头颈部、肩部、胸部、背部、腹部、大腿、小腿、脚部，全部完成后睁开双眼。⑦询问患者已经达到何种程度的放松，有哪些肌群不能达到完全放松及训练后有哪些不适。⑧布置家庭作业，患者应将学会的练习至少每天复习两遍，通过家庭作业来完善和巩固所获得的疗效。

2）自主训练（又称自生训练）：是运用自我暗示来达到放松目的的一种方法，是让患者将注意力积极地转向没有精神压力的意识内容的方法。自主治疗同样要求舒适安静的环境，练习时多采取静坐姿势。此方法由6种治疗组成，即肢体沉重感训练、温暖感训练、呼吸训练、心脏训练、腹部温暖感训练和前额清凉感训练。临床上，护士引导患者进行自主训练的操作程序如下：①为患者提供舒适安静的环境练习，要求患者闭上眼睛。②自主训练要在指导语的暗示下缓慢进行，护士要求患者静听或默诵带有暗示性的指导语。③针对每一部位使用相应的指导语。例如，针对心脏的“心跳相当平稳和有节奏感”，针对肺脏的“我的呼吸很慢很深”，针对额部的“前额令人舒适的凉爽”，但整体上一般从“我处于非常平静的状态”指导语开始，直到“我感到生命和力量流遍了全身，我体验到充满活力和轻松感”的指导语结束。④治疗先从一侧上肢放松开始，接着是放松另一侧上肢，放松双侧上肢、放松双侧下肢，以及同时放松双侧上肢和双侧下肢。每次治疗4min，最后以肌肉短暂收缩然后再伸展而结束。

3）三线放松功：是静默法的一种，主要是通过有意识地闭眼默念“松”字，按次序调整身体各个部位，使整个机体逐步放松，心情平静，从而达到舒适自然的境地。其临床操作程序包括：①第一条线（两侧）：从头部两侧开始，然后转至颈部两侧，再逐一转至肩部、上臂、肘关节、前臂、腕关节、两手，最后到十个手指。②第二条线（前面）：从面部开始到颈部，再逐一转换至胸部、腹部，结束于拇趾。③第三条线（后面）：从后脑部开始，逐渐移行到后颈部、背部、腰部、两大腿后面、两腘窝、两小腿和两脚底，最终止于前脚心。护士指导患者放松时，需要提醒其先注意一个部位，然后默念“松”，再注意下一个部位，再默念“松”；一般从第一条线开始，逐步完成第二和第三条线；每完成一条线后，轻轻意守1～2min；每次练习做2～3个循环，然后睁开眼睛收功。

2. 系统脱敏法 又称交互抑制法，是由美国心理学家沃尔普（J. Wolpe）在1958年创立的。其基本原理是让一个原可引起微弱焦虑的刺激，在患者面前重复暴露，同时患者全身放松予以对抗，从而使这一刺激逐渐失去了引起焦虑的作用。系统脱敏法主要用于治疗神经症，治疗可分为以下三步。

（1）学会放松 在系统脱敏治疗中关键因素是学会放松，要求患者首先学会体验肌肉紧张与肌肉放松间感觉上的差别，以便能主动掌握放松过程，然后根据指导语进行全身各部分肌肉先紧张后放松的训练，直到能主动自如地放松全身的肌肉。除正常训练外，还要给来访者布置家庭作业，使来访者能在日常生活环境中随意放松。

（2）划分焦虑或恐惧的等级层次 把各种能引起来访者产生焦虑的刺激或事件收集记录下来，并由患者根据自己的实际感受从弱到强排列成不同的等级，一般在10个左右。

（3）脱敏训练 让患者在肌肉放松的情况下，从低层次开始，想象产生焦虑恐惧的情境。如果在想象恐惧的情境时，肌肉仍能保持放松，没有引起焦虑反应，就往高一层次的恐惧情境想象。假如在想象某一层次的情境时，因焦虑而不能使肌肉放松，则继续进行这一层次的想象情境，并进行肌肉放松训练，直到焦虑消失、肌肉放松，然后再进行高一层次的想象，如此，直至使患者想象最恐惧的情境时，仍可保持肌肉放松为止。

3. 满灌疗法 也称暴露疗法、冲击疗法。其治疗过程与系统脱敏法相反，其基本原理是快速、充分地向患者呈现他害怕的刺激，实际体验后他感到并不是那么害怕，恐惧感就会慢慢消除。让患者进入自己最恐惧或焦虑的情境之中，给他一个强烈的冲击，同时不允许其采取堵耳、闭眼、哭喊等逃避行为。刺激的出现要坚持到患者对此刺激习以为常为止。采用满灌疗法应事先将治疗方式与患者讲清，征得同意后方可进行。满灌疗法适合于对有焦虑和恐惧倾向的患者使用。具体运用时，要考虑患者的文化程度、受暗示程度、导致心理问题的原因和身体状态等多种因素。对体质虚弱、有心脏病、承受能力差的来访者，要慎用这种方法。

4. 厌恶疗法 又称惩罚消除法，是一种通过处罚手段引起厌恶反应，去阻止和消退原有不良行为的治疗方法。其基本原理是将患者的不良行为与某些不愉快的、令人厌恶的刺激相结合，形成一个新的条件反射，用来对抗原有的不良行为，进而最终消除这种不良行为。常用的厌恶性刺激有物理刺激（如电击、橡皮圈弹痛等）、化学刺激和想象中的厌恶性刺激等。在进行心理治疗时，厌恶性刺激应该达到足够的强度，通过刺激能使来访者产生痛苦或者厌恶反应，直到不良行为消失为止。

5. 正强化法 又称阳性强化法，应用操作条件反射原理，强调行为的改变是依据行为后果而定的，其目的在于矫正不良行为，训练与建立某种良好行为。即运用正性强化原则，每当患者出现所期望的心理与目标行为，或者在一种符合要求的良好行为之后，采取奖励办法，立刻强化，以增强此种行为出现的频率，故又称奖励强化法。这种方法适用于多种行为问题，如儿童注意缺陷多动障碍、孤独症、神经性厌食及新行为的塑造等。具体操作方法：治疗前，首先了解病史，再确认目标行为，画出基准线。被选出的目标行为应该能被客观地控制，可观察与评价其程度，而且能够反复进行强化，选择有效增强物，如消费性增强物、活动性增强物、操作性增强物、拥有性增强物、社会性增强物等。针对患者具体情况，选择有效增强物，以期达到切实有效的强化与矫正目的；拟订矫正方案或塑造新行为方案，以期取得患者的积极配合。矫正方案不但包括确认被矫正或塑造的行为，还应包括采用何种治疗形式和方法、确定应用何种增强物等。根据情况变化，矫正方案还可随时调整，治疗过程中，每当目标行为出现，应立即给予增强物，不能耽搁时间并应向患者讲清楚被强化的具体行为，使之明确今后该怎么做，一旦目标行为多次按期望的频率发生时，应当逐渐消除可见的增强物，而以社会性增强物及间歇性强化的方法，继续维持以防止出现强化物的饱厌情况；治疗程序结束之后，周期性地对该行为作出评价。

四、以人为中心的心理治疗技术

以人为中心的心理治疗技术也称询者中心疗法、来访者中心疗法，由美国心理学家罗杰斯创立于20世纪50年代，被认为是心理治疗发展史上的第三座里程碑。

（一）基本理论

1. 自我理论 罗杰斯的自我理论是其人格理论的核心，故罗杰斯的人格理论常被称为人格的“自我理论”。自我理论又是关于心理失调的理论的基础，自我的结构包括个人对自己的知觉及与之相关的评价、个人对自己与他人关系的知觉和评价、个人对环境各方面的知觉及自己与环境关系的评价，当一个人的自我与经验出现不一致或异化时，个体否认或歪曲经验，这个人就存在心理失调。

2. 自我实现的倾向 以人为中心的心理治疗技术有一个重要的假设：自我实现倾向，即一切人类，也包括一切其他有生命的有机体，都有求生、发展和增强自身的天赋需要。罗杰斯认为：一个人成长的过程，就是接近自己的经验，信任自己的经验，用自己的内心的标准来评估自己，乐于接受自己。

3. 每个人都是解决自己的问题的专家 以人为中心的心理治疗技术的基本假设之一，就是来访者有能力自己发现价值，发现自己的问题，并有潜在的个人资源解决自己的问题。

4. 咨询关系是治疗的关键 这种疗法强调建立具有治疗作用的咨询关系，真诚、尊重和理解为其基本条件。罗杰斯认为，当这种关系存在时，个人对自我的治疗就会发生作用，而其在行为和人格上的积极变化也会随之出现。因此，心理治疗师应该与来访者建立相互平等、相互尊重的关系，使来访者处于主动的地位，学会独立决策。

（二）基本方法

1. 来访者自己要体验到内在的协调，要做到对自己真诚一致。

2. 不对来访者个人及其感受和行为做评价，不把外在的价值观和标准强加给对方。从而使他成为一个自主、替自己负责的人。

3. 满怀热情，投入地倾听来访者，以共情的态度，用来访者的眼光来理解来访者，尽可能准确，甚至比来访者自己还要准确地体察对方，并把自己的这种体察表达出来。

4. 无条件地接纳对方，把对方作为一个完整的个人来接纳，而不是有条件地接纳，不是只接纳他的“符合治疗者自己态度”的部分。

5. 尽力向来访者传递对他的无条件的关注，不戴专家、权威的面具，没有“我帮助你”这种疏离态度，像两个平等的朋友那样，关怀对方，喜爱对方。

6. 保持自己的独立性，向对方传递出这种独立性；同时向来访者传递自己对对方独立性的尊重，信任他们自己对自己负责的能力。双方都不必需要、依赖对方的认可和赞同，不必取悦、逢迎对方。

五、暗示治疗技术

（一）暗示治疗概述

暗示治疗是治疗者采用言语、动作或其他方式，使被治疗者在不知不觉中受到积极暗示的影响，从而不加主观意志地接受心理治疗师的某种观点、信念、态度或指令，解除心理上的负担和压力，实现消除疾病症状或强化某种疗法疗效的目的。

暗示治疗的作用可以分为两个过程：一是通过语言或动作的刺激，使受暗示的人产生观念的过程，是暗示发挥作用的前提条件。二是把这种观念付诸行动。

暗示治疗在临床应用上主要用于治疗神经症、癔症、强迫症、口吃，以及某些心身疾病等。

（二）暗示治疗的方法

暗示治疗可以利用的方法很多，有随意性暗示（“你可以”）和命令性暗示（“你必须”）；肯定暗示（“感觉良好”）和否定暗示（“不会头疼”）；直接暗示和间接暗示；语言暗示和非语言暗示；根据意识状态可以分为觉醒状态暗示治疗和催眠状态暗示治疗等。然而不管采用什么样的暗示治疗，都要依据心理学原理实施。因此暗示治疗应注意以下几条原理。

1. 建立和谐与合作的关系 这是暗示有效的重要前提。以温暖、理解、关心和尊重的方式与患者相处会减弱防御并产生暗示所需的信任气氛。

2. 重复暗示 多次重复是暗示的经典原理。反复集中注意于一个目标或想法，它就趋于实现。

3. 反作用定律 指个人越是有意识地努力做某件事就越难获得成功。因此，暗示应强调想象而不是求助意志来引起治疗变化。

4. 支配效应定律 强烈的情绪倾向往往比微弱的情绪有优先权。因此，把暗示与优势情绪相联系会更有效。心理治疗师通过讨论患者期望的目标激发患者接受暗示的动机，采用“苏格拉底法”诱导患者形成心理上的接受定势或紧张和期望状态，将患者产生强烈的情绪与暗示联系起来。

5. 个体化原理 暗示治疗要考虑患者的自我概念、人格、价值观、兴趣和爱好等因素，灵活运用暗示。例如，暗示时，把患者的语言融入暗示中，让患者感觉这些观念更相容、更适宜，产生深刻持久的印象。灵活运用表示完全接受患者所发生的一切，然后使用、替换并改变这些事情的重要性。例如，患者以疲倦的方式打哈欠，心理治疗师可以说：“你是否注意到，打哈欠过后你的全身更放松？”

六、团体心理治疗技术

团体心理治疗是指为了某些共同目的将多个来访者集中起来进行治疗的一种心理治疗方法。团体心理治疗中团体成员之间相互影响，可以起到积极的治疗作用，这一点是其他治疗无法比拟的。团体心理治疗的形式非常多样，但无论采取哪种形式，都应体现以下治疗机制。

（一）团体的情感支持

团体的情感支持包括以下几个方面。

1. 被他人接纳 一个人生活在社会里，假如不被家人、朋友或他人所接纳，会感到孤独，情感无所依托。团体心理治疗的基本功能就是让参与者能感到自己被团体其他成员接受而产生归属感。

2. 倾诉与发泄 一个人内心常有许多苦闷和秘密，而没有机会向人倾诉或发泄。团体治疗的功能之一，就是制造被保护的环境，参与者通过倾诉而获得关心和安慰。

3. 共性的发现 当一个人有某种困难或犯了某个错误时，往往把责任归咎于自己，或以为只有自己一人有此遭遇，因而加重心理负担。而在团体心理治疗里，经过互相交换经验，很容易发现他人也有类似经历，也有相似的自卑感和负疚感，个体可通过这种共同性（universality）的发现而获得解脱。

4. 树立信心和希望 经过团体治疗，参与者可产生归属感，可被别人接受与关心，共同面对问题而感到放心，进而产生摆脱困境或解决问题的信心，对未来产生希望。这是团体心理治疗基本治疗机制，也是重要的贡献。

（二）团体的相互学习

在团体心理治疗中，成员不仅可以交换认知的经验，还可以直接观察和模仿别人的行为。团体心理治疗的可贵之处在于成员间可直接表达自己的思想给其他人听，或体验别人的经验与技巧并与自己对比，这对于生活经验不多的人极为重要。

（三）团体的正性体验

对于没有体验过完整家庭温暖或亲密的亲友关系，对人际交往持负性态度的人，很需要尝试正性的群体体验。肯帮助别人，为他人着想，以利人利己，获得和谐的共同生活氛围。

（四）学习团体的性质与系统

通过团体治疗，团体成员能够体会团体的“系统”性质，即团体是由各个个体（团体成员）组成的整体，个体之间相互影响，而一个良性的整体需要个体协作以获得平衡。

（五）重复与矫正“原本家庭经验”

团体心理治疗还有一些特殊的治疗机制，如重复与校正“原本家庭经验”。所谓“原本家庭经验”指个人小时候的家庭关系的体验。家庭是个人最早体验的群体，因此称为“原本”的群体经验。

（六）支持体验“情感矫正经验”

团体心理治疗的一个特殊机制就是让所有成员有“情感矫正经验”的体会，情感矫正经验认为单靠认知上的领悟不能改善问题，还必须加以情感上的矫正。最好让患者重复面对遭遇的心理创伤或面对处理的问题，在心理治疗师和团体的帮助下重复处理，以便抛弃和纠正遗留的不良情感。

七、正念治疗技术

（一）正念治疗技术概述

正念治疗技术是对以正念为核心的各种心理治疗技术的统称。较为成熟的正念治疗技术包括正念减压疗法、正念认知疗法、辩证行为疗法和接纳与承诺疗法。1979 年乔·卡巴金是将正念应用于治疗的先驱，他将正念定义为：通过在当下以非评判的态度时刻展现的体验，有意识地进行关注而产生的觉知。正念治疗强调“有感情的察觉”“当下的体验”“接纳”，正念时刻包含这三个相互交织的因素。

（二）正念治疗技术的内涵

尽管正念治疗技术有多种形式，但是任何正念治疗都包含以下三个重要方面。

1. 有意识地觉察 正念是一个觉察过程，而不是一个思考过程。它包括将意识或注意停留在你当下的体验中，而不是“困”在你的想法里。

2. 不做任何判断 正念涉及开放和好奇、不加评判的态度。即使你在当下经历了种种困难、痛苦或者不愉快，也可以用开放的态度接纳它，以好奇的态度去了解它，而不是逃避或与它战斗。

3. 活在当下的状态 正念的核心是活在当下。它是一种有意识的监督，能够扩大或者把你的注意聚焦于你不同方面的经验。人们可以使用“正念”来唤醒自己，与自己连接，同时欣赏生命里的每一个精彩瞬间。

（三）常用的正念治疗技术

1. 每日正念 就是一整天都提醒自己注意当下发生的事。人们不必对日常生活做出很大调整。这意味着走路时注意行走时的感觉，吃东西时注意食物的味道，经过某个地方时注意周围的环境。例如，当电话铃响起时，你试着先只是听，注意铃声的音调和节奏，就好像在听音乐一样；在开车的时候，当另一辆车的尾灯亮起时，试着欣赏它们的颜色和纹理，就好像在欣赏美丽的日落一样。

2. 正式冥想练习 这是指专门留出时间去心理“健身房”。定期花一些时间进行静坐冥想。有很多种冥想形式可以培养正念，它们大多数是一开始选择一个注意对象（如呼吸），之后每次走神的时候，把注意力重新转移到这个对象上。这有助于培养平静感，使人们能够更好地专注于所选对象。一旦建立某种程度的专注力，正念冥想接下来就要求个体把心智引向占据心智主导地位的任何事物——通常是围绕着身体对这一事物的体验。注意的对象可以是身体感觉（如瘙痒、疼痛、声音），也可以是情绪体验带来的身体反应（如愤怒时胸闷、悲伤时喉咙发堵）。无论选择什么作为注意的对象，我们都要练习以接纳的态度觉察当下的体验。

3. 静修练习 这是完全致力于培养正念的“假期”。冥想静修有很多种形式，大多数都涉及长时间的正式练习，通常是坐姿冥想和行走冥想交替进行。静修练习通常在沉默中进行，几乎没有人际互动。起床、洗澡、刷牙、吃饭、做家务等所有日常活动都在沉默中完成，所有活动都是练习正念的机会。正如一位观察者所言，静修的前几天“我就像和一个疯子一起被困在电话亭里一样”。人们发现，完全专注于当下是那么困难。人们的思想常常极其活跃和不安，不停地在想自己做得怎么样、自己和他人比起来怎么样。对未被消化的情绪事件的回忆及对未来的幻想一起涌进来。人们清楚地看到在一个所有需求都得到关照的环境中，自己的思想是如何制造痛苦的。许多人发现，在短短一周的冥想静修中获得的洞见能彻底改变一个人的生活。

（四）正念治疗的临床意义

正念治疗对个体的干预效果得到了广泛的实证支持，可以适用于各类人群：①普通人群：可改善情绪调节能力、缓解压力、对日常工作有积极影响、提高积极情绪、减少消极情绪、促进内心平静和情感平衡；②异常人群：包括癌症、焦虑障碍、抑郁障碍、进食障碍患者等，正念治疗可以有效地减轻患者的焦虑、抑郁情绪。

自 测 题

A_1/A_2型题

1. 依据心理学的理论观点或心理咨询师的个人经验，从一个全新的角度对来访者的某个问题作出有说服力的剖析的技术叫（　　）
   A. 释义　B. 解释
   C. 揭穷　D. 同感
   E. 指导

2. 认知治疗技术是（　　）
   A. 一种技能
   B. 一种理论指导下的疗法
   C. 一种强调关系建立的疗法
   D. 一种以个人价值观为指导的疗法
   E. 非指导性疗法

3. 贝克认知疗法强调（　　）

A. 咨询师是诊断者
B. 咨询师是教育者
C. 咨询师是治疗者
D. 咨询师既是诊断者又是教育者
E. 咨询师是倾听者

4. 情绪 ABC 理论中，A 是指（　　）
A. 对事件的评价与解释
B. 刺激性事件
C. 行为和情绪
D. 治疗手段
E. 行为的结果

5. 以人为中心的心理治疗技术，由下列哪位创立（　　）
A. 罗杰斯　B. 森田正马
C. 斯金纳　D. 艾利斯
E. 艾宾豪斯

6. 以人为中心的心理治疗技术的主要阶段，求助者出现的变化是（　　）
A. 求助者几乎可以不需要心理咨询师的帮助
B. 与心理咨询师之间建立了相互平等、相互尊重的关系
C. 对个人经验持僵化和疏远的态度
D. 能够较为流畅地、自由地表达客观的自我
E. 宣泄情绪

7. 系统脱敏法属于（　　）
A. 精神分析疗法　B. 行为治疗技术
C. 认知治疗技术　D. 人本主义疗法
E. 以人为中心的心理治疗技术

8. 下列属于系统脱敏法的治疗步骤的是（　　）
A. 共情
B. 划分焦虑或恐惧的等级层次
C. 倾听
D. 鼓励
E. 解释

（陈　操）

第7章
临床心理护理

学习目标

1. 素质目标　尊重、关爱患者；树立以患者为中心的整体护理观；具有人文关怀的理念；在心理护理过程中，注重规范操作；保持良好的职业态度和专业素养。

2. 知识目标　掌握心理护理的程序，手术、妇产科、急危重症、肿瘤患者的心理特点及心理护理措施；熟悉慢性疾病患者的心理特点及心理护理措施，临终患者的心理变化过程及心理护理措施。了解手术、妇产科、急危重症、肿瘤、慢性疾病患者心理的影响因素。

3. 技能目标　能够分析患者的个体差异，选择适当的心理护理措施；能够根据不同疾病和类型的患者情况，有针对性地运用心理护理的技术

第1节　临床心理护理概述

案例 7-1

产妇李某，产后 2 周，母子健康。近 1 周来，产妇情绪低落，自怨自艾，认为自己无法照顾好孩子，又因奶水不足，担心孩子会营养不足，觉得自己对不起孩子，对产后的工作也觉得无能为力，经常以泪洗面。家人对此不予理解，认为产妇是娇气、矫情、不够坚强。

问题：1. 对该产妇首先做出的心理护理诊断是什么？

2. 对该产妇应如何开展心理护理？

一、临床心理护理相关概念

（一）心理护理的概念

心理护理是指在护理实践中以心理学知识和理论为指导，以良好的人际关系为基础，按一定的程序，运用各种心理学方法和技术消除或缓解患者不良心理状态和行为，促进疾病转归和康复的护理方法和手段。

（二）心理护理的目标

1. 满足患者的合理需要　需要与人的情绪、情感及动机有密切的联系，是人活动的基本动力。护理人员及时、恰当地了解、分析患者需要类型，满足其合理需要，有利于使患者感觉舒适，促进其积极主动配合。

2. 提供良好的心理氛围　创造一个有利于患者康复的良好心理氛围是做好心理护理的前提。舒适的医疗环境、和谐的护患关系都有助于心理护理工作的开展。护理人员应尊重患者，对患者态度亲切热情，认真倾听患者诉求，提供专业有效的支持。

3. 提高患者的适应能力　协助患者提高自身的心理适应能力，以良好的心态接纳患者角色，调动患者战胜疾病的主观能动性，改善患者面对疾病的应对方式，更好地配合诊断、治疗及护理，以尽快恢复健康。

4. 帮助患者树立合理期待 对疾病预后的期待过高是患者常见的心理困扰，部分患者由于对医学信息缺乏客观、科学的认识，对疾病预后产生超现实的预期，护理人员要帮助患者树立合理的期待，减少心理调适不佳的情况。

二、心理护理与整体护理

整体护理以整体的人为中心，以护理程序为基础，以现代护理观为指导，为护理服务对象提供生理、心理、社会等各方面的护理服务。心理护理作为一种护理方法，伴随着整体护理模式的建立而被广泛应用于临床护理实践中，是整体护理的重要组成部分，是实现优质护理的重要内容。

（一）整体护理促进了心理护理的纵深发展

随着现代医学科学的发展，现代护理已逐步转变为"以人的健康为中心"的整体护理模式，这一模式明确了护理的目的是使患者达到身心的最佳健康状态，由此，心理护理的重要性被摆到了独特的地位，推动了护理人员心理护理的意识、水平、效果的显著提升。因此，整体护理促进了心理护理的纵深发展，使得心理护理的理论和实践体系不断完善，推动了心理护理的发展进程。

（二）整体护理明确了心理护理的基本任务

整体护理模式强调护理的任务是通过各种途径和方法，满足患者在生理、心理、社会、文化等方面的需要，从整体护理的角度出发，做好心理护理对患者的心身康复至关重要，即运用心理学的理论和技术，发现患者当前存在的身心问题，控制阻碍患者康复的因素，有效调节患者的心理，使其保持最佳的身心状态，促进疾病的尽快康复。

（三）整体护理规范了心理护理的实施程序

整体护理是以护理程序为工作方法，通过评估、诊断、计划、实施和评价五个步骤，对患者进行全方位的护理，推动覆盖全生命周期的护理服务更加优质、高效、便捷。护理程序的应用使临床心理护理的实施，从过去的随意化、简单化及经验化逐步走向规范化、标准化及科学化，也使得心理护理的内涵更加丰富。

（四）整体护理提高了心理护理的质量标准

国家卫健委、国家中医药局发布的《进一步改善护理服务行动计划（2023—2025 年）》提出要"强化人文关怀"，而整体护理所倡导的"以人为本"的服务理念也与之相契合，心理护理作为整体护理的重要组成部分，其质量效果的评价同样强调患者满意度的重要性。据此，其质量评价由传统的模糊化经验转变为当前的客观科学化数据，推进了心理护理质量标准的提升。

三、心理护理程序

心理护理程序是指按照整体护理程序对患者的心理反应进行有计划、系统的护理。一般来说，心理护理程序可分为以下五个基本步骤（图 7-1）。

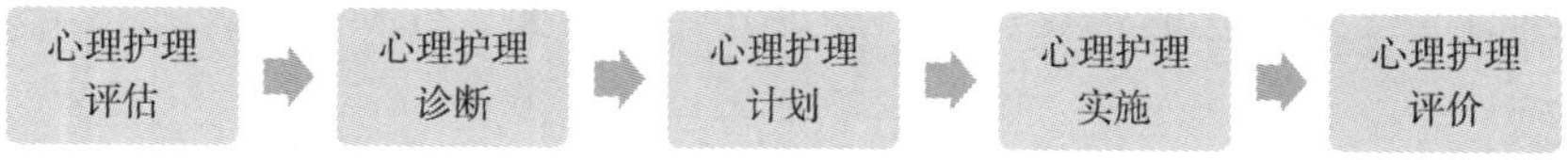

图 7-1 心理护理程序五个基本步骤

（一）心理护理评估

心理护理评估是通过收集和分析资料，找出患者现存或潜在的心理问题的过程，具体包括以下内容。

1. 主观资料 即患者的主诉，包括对疾病的认知、对治疗的态度、患者的心理需求、过去的应对经验等。由于个体主观感受和经验的差异性，即便是相同的疾病，患者的主观资料信息也可能存在较大的不同。

2. 客观资料 即患者的一般资料、生理检查结果、心理测量结果、护理人员的观察情况等。例如，使用90项症状自评量表（SCL-90）进行评估，可以发现患者当前的情绪问题；通过生理体征的变化（如血压升高），可发现患者可能存在的焦虑情绪。

通过综合运用评估方法，对主客观资料进行整理、归类、分析，实现及时、准确、全面评估患者的心理状况，能够为后续的心理护理开展奠定扎实的基础，这是心理护理工作非常重要的一步。

（二）心理护理诊断

心理护理诊断是在对患者进行心理评估的基础上，对患者现存的或潜在的心理问题，以及可能做出的心理或行为反应的一种临床判断。护理诊断的概念最早于1950年由美国学者麦克马纳斯（McManus）提出，目前最广泛使用的护理诊断是由北美护理诊断协会每三年修订一次的《北美国际护理诊断定义与分类》，最新的2021—2023版本共收录了267条护理诊断。我国学者在参照国际有关内容的基础上，结合我国的临床实际，筛选出目前我国临床常用的九个心理护理诊断：无效性否认、调节障碍、语言沟通障碍、自我形象紊乱、照顾者角色障碍、预感性悲哀、精神困扰、焦虑、恐惧。

通常而言，完整的护理诊断内容的陈述需要包含三部分，即PES公式：P（problem，护理诊断名称）+E（etiology，相关因素）+S（symptom & sign，症状和体征）。例如，焦虑（P），与预后不良有关（E），表现为紧张、烦躁、呼吸加快、血压升高等（S）。目前的趋势是将护理诊断简化为两部分陈述，即只有护理诊断名称（P）+相关因素（E），或者只有症状（S）+相关因素（E）。由于护理诊断常有多个，应按轻、重、缓、急排序，对患者影响最大的或患者主观上最迫切需要解决的问题可优先排列。

（三）心理护理计划

心理护理计划是以心理护理诊断为依据所制订的有针对性的心理护理措施，包括心理护理目标及心理护理措施。

1. 心理护理目标 可分为短期目标和长期目标，短期目标一般是指在比较短的时间内（几天、几小时）能够达到的目标，长期目标是需要长时间（一般1周以上）才能达到的目标。例如，患者2天内的焦虑程度由重度减至中度为短期目标；患者出院前能够认识到自身不合理认知的不良后果，并掌握纠正不合理认知的方法为长期目标。

2. 心理护理措施 有三类。①独立性护理措施：指护士运用心理护理知识和技能可独立完成的护理活动，如教会患者做深呼吸放松；②合作性护理措施：是指护士与其他心理健康服务人员（心理医生、心理咨询师、社会工作者）共同合作完成的护理活动；③依赖性护理措施：指护士执行医嘱的护理活动，如按照心理医生的医嘱给药。制订心理护理措施时应当注意以下几点。

（1）心理护理措施要具有科学性 措施的制订要以科学的心理护理理论为依据，根据不同措施的适应证和禁忌证，选择科学、合理、适用的干预措施。

（2）心理护理措施要具有针对性 措施的制订要切实考虑患者的实际情况，结合心理护理诊断和心理护理目标，制订因人而异的护理措施。

（3）心理护理措施要具有可行性 选择的措施要合理可行，①要符合病房的客观条件、护士的技能水平等；②要考虑患者的病情，其所能接受的治疗程度等。

（四）心理护理实施

心理护理实施是心理护理程序中的关键步骤，是将心理护理计划中的内容付诸行动，从而实现护理目标的过程。在实施心理护理过程中，应做好以下几点：①实施过程要结合护理的临床特点，要求与其他的临床护理活动协调一致，不能出现冲突；②实施过程要持续不断地进行信息的收集和分析，根据患者的健康进展情况，不断对计划进行调整，以达到最佳的护理效果；③实施过程要充分强化患者的心理支持系统，发挥患者的主观能动性，争取亲属、亲友的支持与配合。

（五）心理护理评价

心理护理评价是指护理人员在实施心理护理计划过程中或实施计划结束后，对患者的认知和行为的改变及健康状态的恢复情况进行连续、系统的鉴定和判断的过程。通过将评价结果与原定的心理护理目标相比较，确定心理护理目标是否达成。心理护理的效果评价是一个动态的过程，贯穿心理护理工作的始终。

四、社区与家庭心理护理

（一）社区与家庭

社区是由若干社会群体（家庭、氏族）或社会组织（机关、团体）聚集在某一地域里所形成的一个相互关联的集体。家庭对个体的价值观、性格、生活习性、卫生习惯等有很大影响，与个人的健康密切相关。家庭是社区的重要组成部分，家庭的生活会直接影响社区居民的健康状态。

（二）社区与家庭的心理护理内容

1. 社区心理护理 旨在通过在社区中提供心理健康服务，帮助个体克服心理困扰，改善心理健康状况，提升社区整体的心理健康水平。社区心理护理可以通过多种方法实施，其中一些常见的方法包括开展心理健康宣传活动、提供心理咨询和辅导、创建心理支持小组、实施心理干预计划等。社区心理护理在不同人群中得到广泛应用，如针对老年人群体，社区心理护理可以通过创建心理支持小组，帮助他们应对认知退化和孤独失落等问题，提高晚年生活质量，提升社区幸福感。

2. 家庭心理护理 旨在帮助家庭成员应对挑战、解决冲突、增强亲密关系，提高家庭整体的心理健康水平，通常含有三层意思：①护理工作在家庭进行；②护理的对象不只是针对患者，可以涵盖家庭的所有成员；③护理以心理为中心，与躯体护理相互促进。护理人员实施家庭心理护理时，可从以下方面着手：①提供心理健康指导；②提供家庭心理咨询服务；③提供家庭教育相关培训；④帮助构建良好家庭氛围等。

五、不同年龄阶段患者的心理护理

不同年龄阶段的患者具有不同的心理特点，会对疾病做出不同的反应。护理人员应了解不同年龄阶段患者的心理反应，有针对性地实施心理护理，提高患者的心理健康水平和应对疾病的能力。

（一）儿童期患者的心理护理

儿童期患者年龄小，认知有限且表述不清，情绪不稳定，生活不能自理，适应能力差，缺乏自制能力。

1. 心理特点

（1）分离性焦虑 儿童对自己的抚养者尤其是母亲产生依恋的情感需求，通过与母亲的联系发展出对母亲的信任感，从而保持着对周围人和周围环境的安全感及信任感。入院治疗的儿童，尤其是被隔离的患儿，由于安全感的缺乏，会有退行表现，如对母亲或其他亲属过度依赖、恐惧、焦虑不安、拒食、不服药等，出现哭闹的行为。

（2）恐惧 安全感是患儿主要的心理需求，尤其是婴幼儿。患儿入院后，对环境陌生或不适应，或父母的陪伴减少，使其不安全感强烈。入院初期的患儿对于医护人员或治疗还无概念，恐惧感并不强烈，一段时间的治疗后，来自生理上的疼痛使患儿对医院的恐惧产生，如有些患儿产生“白大衣效应”。同时父母的焦虑、恐惧也易影响患儿的心理反应，若父母过于焦虑和恐惧，会加重患儿的情绪反应。

（3）反抗 焦虑和恐惧使得患儿对治疗或医护人员产生抗拒，不配合治疗和护理，大喊大叫，摔东西，甚至对医护人员有攻击性行为；拒绝接受各种诊治措施甚至逃跑。也有的患儿对前来探望的父母不予理睬，面无表情，用沉默表示反抗。

（4）过度依赖　某些患儿沉湎于疾病状态，因为在疾病状态下，父母会对患儿付出更多的关心和照顾，更能接纳患儿的缺点，更能顺应患儿的心愿，患儿因此获益，于是对父母产生过度依赖，或出现退行，以获得充分地关注和关怀。

2. 心理护理

（1）给予足够安全感　保证患儿营养，满足躯体成长是首要的物质保证，尤其是婴儿期患者。经常抚触患儿，如拥抱、亲吻，给予患儿精神上的满足。尽量增加父母陪护时间，减少分离性焦虑。无父母陪伴的患儿，护理人员应承担父母的角色，增加与患儿的亲近感，了解患儿喜好与需求，陪患儿玩耍。

（2）评估患儿的心理防御　患儿年龄小，不善用语言表达自己的真实情感，也不会用合理的方式舒缓自己的精神压力，常本能地利用心理防御机制来表达自己的不适，护理人员应了解常见的心理防御表现，客观评价患儿的行为。退行是患儿常出现的防御表现，如吃手指、尿床、过度依恋等。对于患儿出现的心理防御表现，护理人员要根据患儿的心理发展阶段，采取有效措施干预，如在疾病早期，出现的心理防御会对患儿起到暂时缓解压力的作用，不要急于阻止它，慢慢引导患儿用合理的方式表达自己的不适。

（3）鼓励独立、自理　对于年龄稍大的患儿，鼓励其独立完成力所能及的自我生活料理，避免其对父母的过度依赖。也应告知父母，不要强化患儿的患者角色，适度的亲密距离有利于患儿应对治疗。

（二）青年期患者的心理护理

青年期患者心理状态起伏大，情绪易波动，对身体的任何变化都异常敏感，对医学知识信息的获知欲求大，较易掌握广泛的信息途径，坚持自我信念，因此，难以与医护人员建立信任关系是重要问题。

1. 心理特点

（1）个性突出、自我感强　患者思维活跃，自我意识发展迅速，对自我关注强，坚持自我，不愿被干涉，可能不认同医护人员的诊疗计划、不按要求服药、对健康宣教不重视等。

（2）情绪波动大，自控力差　患者情绪稳定性差，容易受到应激事件的影响。患者脱离原有生活轨道，在面对家属或医护人员时较易出现难以控制的急躁、愤怒情绪。

（3）两极化自我认知　患者自我认知容易出现两极分化，一方面，患者认为自己认知能力强，获知信息多，固执己见，坚守自我信念；另一方面，经实践和事实否定后，又会表现出失落、悲观的情绪，否认自我价值，对疾病治愈产生无助、无望感。

2. 心理护理

（1）尊重患者的自我表达　护理人员应了解患者自我意识强的特点，尊重患者在这个年龄阶段的自我表达，以中立的态度对待患者的主观意识，不与患者争辩，不急于强求患者改变自己的想法，对患者表达充分的尊重。

（2）教会患者合理宣泄　对于患者情绪易波动的特点，要接纳其感受，告知患者的不合理表达给他人带来的消极影响，强调合理表达情绪的意义，教会患者易操作的宣泄或放松训练方法。

（3）采用专业精湛的技能，赢得患者认同　对于坚持自我的患者，很难通过劝说改变其不合理认知，护理人员只有通过专业的知识和精湛的技能，给患者带来积极有效舒缓躯体不适的效果，才能让患者对护理人员产生真正认同。

（三）中年期患者的心理护理

中年期个体是整个家庭和社会的中流砥柱，承担的生活与工作压力也最大。中年期患者易出现精神负担重、对患者角色排斥的心理反应。

1. 心理特点

（1）焦虑　患者在家庭和社会中承担着重要角色，患者角色容易与其他社会角色产生冲突，较易使其产生焦虑感。例如，患者担心工作任务无法完成，或职位被取代；为家里的老人和孩子没人照料而着急。

（2）治疗依从性差　患者对治愈和出院期待迫切，无法耐心治疗，总希望医护人员可以提供立竿见影的诊疗措施；在意暂时缓解痛苦，自行缩短治疗疗程或自行停药，治疗依从性差。

（3）无助、失控感　患者是家庭的主要经济创收者，疾病使某些患者的经济负担加重，家庭支出增大，使其产生无助、失落感。家庭及社会角色缺如，无法改善现有状态，也使患者自感愧对家人，失控感强。

（4）自主神经功能紊乱　中年期特殊的生理阶段，使得患者躯体感受更加敏感，较易出现心慌、乏力、胸闷、疼痛等自主神经紊乱表现。

2. 心理护理

（1）提高社会支持程度　护理人员应告知亲属需调动各种人际关系，给予患者充分的社会支持，帮助患者分担各种家庭及社会角色，如家人或亲属在生活中替患者照护老人及孩子，同事给予帮助解决棘手工作等；给予患者更多的关心和照料，倾听患者的诉求。

（2）放松训练　患者多情绪急躁，缺乏治疗的耐心，护理人员应引导患者放松，教会患者科学易操作的放松训练方法。

（3）鼓励患者参与诊疗计划　护理人员通过鼓励患者积极参与诊疗计划的方式，充分发挥患者的自主性，在此过程中使患者获得自主感和掌控感，提升自我价值。

（四）老年期患者的心理护理

老年期患者对自我健康状况关注度高，生理和心理体验较敏感，对生命的态度决定了患者精神状态的表现。

1. 心理特点

（1）感知觉退化　随着年龄的增长，老年人感知觉出现明显退化，如听力下降、视觉退化、记忆减退、味觉和嗅觉也逐渐迟钝。感知觉退化使得患者在治疗中缺乏自理和自主决断能力，如用药剂量及时间、饮食、参与诊疗计划等方面都需要他人协助。

（2）焦虑、恐惧　健康是老年人最关注的问题，患者焦虑和恐惧感明显。即使是非重度疾病，患者也会对自身的健康过于担心，恐惧生命安全受到威胁，重度疾病患者更是精神负担过重，对生命时限感到焦虑和恐惧。

（3）敏感、依赖　患者过度关注身体健康，对躯体不适的感受性增强，稍有不适，就会做出强烈反应；对医护人员过度依赖，希望医护人员寸步不离；自我意识强烈，对家属的照护要求过高；过于追求权威效应，希望寻求最好的医疗资源；出现由精神因素导致的自主神经症状，护理人员要与原发症状相鉴别。

（4）抑郁反应　患者对生命健康过于担忧，若疾病长久不愈，过度的焦虑和恐惧易使患者出现情绪低落、悲观失落。患者不愿与人交流，拒绝社会交往，沉湎于自己的痛苦中，对待生活无助、无望，悲观地认为死亡随时会到来。

2. 心理护理

（1）科学的健康宣教　患者迫切需求疾病相关信息，护理人员应告知患者正规获取健康保健知识的途径，提高患者对健康与疾病正确、客观和科学的认识。

（2）提高社会支持　患者多孤独感强烈，尤见于子女无暇照料的患者，其无助感明显，护理人员应在生活上给予更多的关心和照料，倾听患者的诉求，以客观中立的态度接纳患者出现的反应；鼓励亲朋好友多探视，告知子女及亲友尽量多关注患者的心身诉求。

（3）提升患者自主感　老年期患者无助、失控感加重，护理人员鼓励患者主动参与力所能及的日常生活料理，多参加有意义的活动，增强患者生活掌控感，提升生命的价值，从而促进患者建立治疗的信心和保持积极的生活态度。

（4）建立积极生命观　死亡是老年人无法回避的问题，应向患者宣教积极的生命观，以正确的看待生命，关注当下的生命质量，充分体现个体的生命价值；科普优死观和安宁疗护理念，让患者了解现代科学的医护理念，通过现代科学的医疗手段帮助患者减少痛苦，提高生活质量。

第 2 节　手术患者的心理护理

案例 7-2

患者，女，31 岁，教师。1 个月前因乳腺癌需住院进行手术治疗，术后患者生命体征平稳，但最近一周以来，常常表现出情绪低落，独自落泪，辗转难眠，早醒，兴趣下降，对自己的生存悲观失望，感到生活没有意义，甚至出现轻生念头。

问题： 1. 该患者主要的心理问题是什么？

2. 护理人员对该患者应如何实施心理护理？

一、手术患者的心理特点及影响因素

手术是一种具有创伤性的治疗手段。对于患者而言，手术在治疗疾病的同时，也是一种严重的心理应激，会导致患者出现一系列的心理反应，直接影响手术的效果及康复。因此，护理人员应了解手术患者的心理反应，提供有效的心理护理，消除患者的不良情绪，帮助患者顺利度过手术期，取得最佳效果。

（一）手术患者的心理特点

1. 手术前患者的心理特点　焦虑、恐惧是手术前患者主要的心理反应。患者主要表现为紧张不安、忧心忡忡、顾虑重重、失眠多梦，严重者出现胸闷、胸痛、气促、心悸、手发抖、坐立不安、出汗等。术前焦虑水平与术后疼痛的程度、镇静药的剂量及住院时间呈正相关。急诊手术和择期手术患者的心理反应会有所相同，严重创伤者行急诊手术时，因要面临死亡的威胁，求生欲望强烈，对手术的恐惧退居次要地位，多以合作的态度期待手术；而择期手术者，则随着手术日期的接近，对手术的恐惧与日俱增。

2. 手术中患者的心理特点　对手术过程的恐惧和对生命安危的担忧是手术中患者主要的心理反应。患者在手术台上等待手术过程中会产生恐惧感，担心死在手术台上。手术时患者置身于特殊的环境，严肃紧张的氛围，金属器械的碰撞声，想象切口、出血情况，内脏牵拉疼痛，过于集中注意手术过程的各种信息，医护人员间的不良言谈等，均可使患者产生担忧与恐惧。

3. 手术后患者的心理特点　多数患者在被告知手术顺利后，表现出轻松、愉快等，虽术后出现身体不适和疼痛，但仍能积极配合治疗和护理。有的患者因手术效果不佳、伤口持续疼痛、生理功能丧失、体像改变，留下后遗症，影响工作、生活及学习，甚至继发心理障碍。常见的术后心理问题如下。

（1）意识障碍　术后所致的创伤、失血、电解质紊乱、继发感染、内分泌障碍等，诱发术后意识障碍。多在手术后 2～5 天出现，一般在 1～3 天内消失，少数患者继发抑郁。轻者出现理解困难、应答缓慢、近事记忆障碍、定向不全；重者表现为激动不安、恐惧、视幻觉、错觉、被害妄想，甚至发生伤人或自伤。

（2）焦虑、抑郁　患者因术后容貌、体像、性功能改变、身体完整性受损和生理功能丧失，从而产生焦虑、抑郁的情绪，多见于乳房、子宫、卵巢、睾丸切除术，颜面手术，眼球摘除术，截肢等患者。患者表现为悲观失望、自我评价低、活动减少、睡眠障碍、自责自罪、对生活不感兴趣，甚至有自杀的念头。

（3）持续疼痛　当麻醉药效果减退后，患者开始出现刀口疼痛。一般情况下伤口愈合后，功能恢复，疼痛消失。在患者手术成功，伤口愈合良好的情况下，疼痛持续存在数周或更长时间，而又不能用身体情况解释时，则成为一种术后不良心理反应。患者术后持续疼痛的原因可能是生病获得家人的格外关注、长时间的休息、成瘾药物的使用等。

（二）手术患者心理的影响因素

1. 手术前患者心理的影响因素

（1）信息缺乏　患者因缺乏手术的医学知识，对手术、麻醉过程不了解，担心麻醉意外、手术中疼痛、出血过多、手术失败或死亡，从而感到焦虑和恐惧。例如，甲状腺手术患者因担心手术损伤喉返神经、喉上神经所致的发音嘶哑而产生焦虑、恐惧；女性青年面部手术患者，因担心手术影响容颜而紧张焦虑。

（2）手术经验　曾经历过一次失败的手术者，当年手术前后出现不愉快的心理体验，会加重本次手术前的紧张和焦虑情绪。

（3）对医护人员缺乏信任　对医护人员过分挑剔、对医生的技术水平的不信任、医护人员有过不良的言行态度，易使患者误解，降低信任感；医院环境差、设施陈旧等，均可导致患者出现不同程度的焦虑和恐惧。

（4）害怕疼痛　患者害怕手术中的疼痛，也会加重患者的术前焦虑。

（5）其他方面　患者因担心手术会增加家庭经济负担，影响家庭生活、工作及学习，从而感到紧张和焦虑。年龄、性别、经济状况、文化程度、人格特征、应对方式、手术的种类及大小等均可引起患者术前焦虑。例如，老年与儿童患者术前焦虑反应较重；女性患者比男性患者焦虑明显；经济状况差者焦虑情绪更为严重；文化程度高者比文化程度低者顾虑、焦虑多；性格内向、多愁善感、情绪不稳定、既往有心理创伤史者，早年母子分离、受他人虐待、夫妻感情不和者更容易出现焦虑。

手术前焦虑程度与手术后效果存在着倒 U 型函数关系：①手术前焦虑水平很高或很低者，手术后的心身反应严重，恢复过程慢。②手术前焦虑水平适中者，手术后的心身反应较少，能较好适应手术和手术后各种情况，手术后恢复效果最好。这是因为高水平焦虑能降低患者痛阈及疼痛耐受性，使其在手术中及手术后痛苦感受更加强烈，导致对手术效果自我感觉不佳。③手术前没有焦虑或焦虑较低者，因采用了否认和回避的心理防御机制，对手术的过程、危险性和手术后可能出现的并发症缺乏应有的心理准备，难以应对，影响手术后康复效果。

2. 手术中患者心理的影响因素　①医护人员因素：如医护人员的技术、行为举止、言语暗示；②手术因素：如麻醉效果、手术情况；③环境因素：如手术室的环境、氛围、仪器设备及器械的碰撞声等。

3. 手术后患者心理的影响因素　不同患者手术后的心理反应有着个体差异，影响因素主要有以下几点。①手术效果：是影响手术后患者最主要的心理因素，如手术失败、手术中和手术后大出血、切口感染、病理结果为恶性、体像改变等均会加重患者的心理负担；②心理社会支持：心理社会支持不足，患者不能有效缓解心理压力，易产生情绪障碍。

二、手术患者的心理护理措施

（一）手术前患者的心理护理

1. 建立良好的护患关系　护理人员应热情地接待患者，倾听患者的感受，介绍病区的环境、规章制度、作息时间、相关的医护人员，让患者熟悉环境，消除陌生感，从而建立良好的护患关系，利于手术的顺利进行。

2. 提供手术相关信息 护理人员应向患者介绍医护人员的业务水平和以往手术成功的经验；介绍手术治疗的重要性、必要性及安全性；手术大概所需费用；手术前检查的目的、麻醉方式、手术的大致过程、手术中配合方法及手术后的注意事项等，帮助患者获得足够的信息，消除顾虑，增强手术的安全感。

3. 应用行为治疗技术 对于手术前焦虑、恐惧较为严重者，护理人员应帮助患者采用放松训练、深呼吸、分散注意力、心理暗示、认知行为疗法等治疗技术，减轻患者的焦虑和恐惧情绪。

4. 强化社会支持 良好的社会支持可减轻患者的不良心理反应，树立战胜疾病的信心。护理人员应鼓励患者家属、同事、亲戚朋友及时探视，并在物质、精神和情感方面给予大力支持，使患者倍感温暖、增强治疗信心和力量。条件允许时可请手术已成功的患者介绍经验，起榜样示范作用，以减轻手术前焦虑。

5. 保证患者充足睡眠 护理人员为患者提供安全、舒适的睡眠环境，对于严重焦虑，难以入睡者，按医嘱给予抗焦虑药、镇静催眠药，以减轻焦虑情绪，保证睡眠。

（二）手术中患者的心理护理

1. 密切护患关系 患者进入手术室后，护理人员应亲切问候，热情接待，主动介绍手术室的环境、先进的医疗设备、经验丰富的主刀医生和麻醉师、术中配合的方法，以增强患者对手术的信心。

2. 创造良好的手术环境 手术室环境应保持安静整洁、安全舒适，床单无血迹，手术器械要掩蔽。注意遮盖患者隐私部位，减少暴露，维护患者自尊。

3. 注意医护人员的言行 医护人员谈话应轻柔和谐，不闲谈嬉笑、窃窃私语，不说令患者感到恐惧和担心的话语，如“包块太大”“止血困难”等，以免患者误解；遇到意外情况要沉着冷静，勿大呼小叫、惊慌失措，以免对患者产生消极暗示，加重其紧张。

4. 做好观察指导 巡回护士应陪伴在患者身旁，密切观察其病情及心理反应，必要时指导患者放松，分散注意力。对于需要做病理切片检查、等待检查结果以决定是否进一步行手术的患者，护理人员应给予安慰。

（三）手术后患者的心理护理

1. 及时反馈手术信息 当患者麻醉苏醒后，护理人员应及时告知患者手术顺利，达到了预期目标，让患者放心，减轻焦虑情绪。对于病情许可者，可把切除病灶展示给患者观看，让其知道病灶已切除；对于手术不顺利或病灶未切除者，应注意告知的时机与方式。

2. 减轻疼痛 不同的个体对疼痛的耐受性有所不同。护理人员应告知患者手术后疼痛的规律，一般手术后 24h 疼痛最明显，2～3 天后逐渐缓解，使患者有充分的心理准备；善于从患者的表情、动作等非语言表达方式中观察疼痛情况，鼓励患者用语言表达疼痛；指导患者采用听音乐、深呼吸、分散注意力、听音乐、放松技术等非药物措施，减轻疼痛，必要时遵医嘱使用镇痛药。

3. 帮助患者克服焦虑、抑郁情绪 引起患者术后焦虑、抑郁等负性情绪的原因，主要是患者对自己手术评价疗效的方法不当。因此护理人员应纠正患者错误认知，告诉其正确的评价疗效方法，应根据自身的病情特点、手术情况和手术后检查情况进行评价，使患者认识到自己正处于康复过程中。对于手术导致生理功能受损或残疾的患者，应给予同情、鼓励和支持，帮助患者正视和面对伤残的现实，克服负性情绪，积极对待人生。同时还需强化患者的社会心理支持系统，鼓励家属、亲朋好友勤探视，多鼓励患者，帮助患者克服焦虑和抑郁情绪。

4. 做好出院的心理准备 多数患者伤口拆线后即可出院，但个别患者因生理功能尚未完全恢复，护理人员应对患者进行出院后饮食、休息、自我锻炼、心理调适、定期复查等方面的健康教育，帮助患者做好出院的心理准备。

5. 鼓励患者积极对待人生 对手术后导致生理功能受损，体像、容貌改变和残疾的患者，护理人员应给予同情、安慰和心理支持，使患者树立信心，勇敢面对现实，乐观对待人生，尽快恢复生活。

第3节　妇产科患者的心理护理

一、妇产科患者的心理特点及影响因素

随着社会的发展，竞争意识加强，婚姻和家庭使女性承受着巨大的心理压力。而女性特有的生理和疾病特点，决定了女性在经历月经周期、妊娠、分娩等生理活动和疾病过程中出现复杂的心理变化。因此，护理人员应根据妇产科患者的心理特点，做好针对性的心理护理，促进患者心身健康。

（一）妇产科患者的心理特点

1. 妇科疾病患者的心理特点

（1）羞怯　妇科疾病的患者因受传统思想影响，常常感到羞于启齿，不愿述说自身的症状和感受，有疑问也不愿向医护人员咨询。在疾病诊疗与护理过程中，因涉及在医护人员面前暴露隐私部位而感到羞怯、窘迫和紧张不安，甚至讳疾忌医。

（2）焦虑、恐惧　子宫肌瘤、卵巢囊肿等妇科疾病患者，因手术需要摘除部分内生殖器官，患者既要担心手术带来的疼痛与不适，还要担心术后可能会丧失女性特征、生育能力，早衰，影响性生活及夫妻感情，从而产生焦虑和恐惧。另外，有的妇女在行子宫、卵巢切除术后，出现心理上的损失感和不完整感。

（3）自卑、抑郁　多见于性病、不孕的女性患者，受传统生殖观念和妇女社会角色的影响，这些女性认为不孕症是自己有生理缺陷，害怕遭到来自丈夫、家庭及社会的嘲讽、歧视，甚至受到不公平的待遇，因而产生孤独、苦闷、悲观、自责的心理。性病患者也会因道德问题受到家人和社会的歧视和误解，因而产生抑郁、自卑心理。

2. 孕产妇的心理特点

（1）焦虑与期待　女性在得知怀孕后，对妊娠充满惊喜，期盼能平安地生育一个健康、活泼的宝宝，但同时又伴随焦虑的发生。例如，妊娠早期的反应、严重的呕吐、身体不适，担心胎儿畸形、流产、早产、死胎，剖宫产术是否顺利，母子是否平安，胎儿性别的期望，纠结分娩方式等，使孕产妇在期待的过程中，出现紧张、焦虑的情绪。

（2）恐惧与苦恼　分娩是一个正常的生理过程，特别是对于初产妇来说，常因害怕分娩疼痛、大出血、难产及胎儿畸形等问题而出现恐惧心理。

（3）依赖性增强　妊娠后期水肿、下肢静脉曲张、腰背部疼痛等会给孕妇造成行动不便及不适，孕妇也会寻求更多关注、希望得到体贴的照顾，表现出强烈的依赖性。

（4）产后抑郁　多数产妇分娩后如释重负，心情愉快，表现出满足与幸福感。但个别产妇因发生新生儿畸形、缺陷、分娩意外、死亡等情况，在分娩后出现情绪低落、闷闷不乐、兴趣缺乏、悲观绝望、哭泣、沮丧、自责等产后抑郁心理障碍，严重时出现自杀行为。

（二）妇产科患者心理的影响因素

1. 妇科疾病患者心理的影响因素　①疾病因素：如疾病性质、部位；②人格特征因素：如患者对待疾病的态度；③社会文化因素：如有效的社会支持，有助于帮助患者面对疾病，利于疾病康复。

2. 孕产妇心理的影响因素　①年龄因素：孕产妇的年龄会影响孕产妇对疾病的认知与反应，如未成年孕产妇难适应孕产妇角色；②人格特征因素：如性格内向、敏感、情绪不稳定、依赖性强的孕产妇，易出现心理问题；③疾病因素：如孕产期患有妊娠并发症、性病等，会导致胎儿畸形、流产、死胎，易出现心理问题；④社会文化因素：如孕产期间经历不良生活事件，缺乏社会支持，易出现心理问题。孕产妇的知识水平和孕产史也会影响其心理状况。

二、妇产科患者的心理护理措施

（一）妇科疾病患者的心理护理

1. 尊重患者，保护隐私 护理人员应热情地接待患者，理解、同情、关心和尊重患者，不能歧视和嘲笑患者，注意保护患者的隐私，减轻患者的心理压力。

2. 心理疏导 对手术的患者护理人员应给予心理疏导与心理支持，使患者安心地接受手术，较好地应对疾病和手术后问题。

3. 健康指导 护理人员应耐心地向患者讲解女性生殖器官的结构与功能，介绍疾病的病因、症状、预后、康复等相关知识，解答患者提出的疑问，提高患者对疾病的认识，放低思想包袱，消除焦虑、抑郁情绪，增强战胜疾病的信心。

4. 给予社会支持 护理人员应鼓励家属、好友和同事对患者给予更多的关心与帮助，尤其是配偶的关心，能使患者得到安慰，积极配合治疗。

（二）孕产妇的心理护理

1. 科学的健康宣教 护理人员应向孕产妇讲解孕产期的保健知识，科学认知妊娠出现的反应；指导孕产妇学会自我保健与自我监测，及时发现和处理问题；指导孕产妇育儿的知识与技能，提倡母乳喂养；做好分娩的心理准备，愉快地对待妊娠分娩，帮助其全面胜任母亲角色，增强孕妇的安全感；加强产褥期妇女的卫生指导，避免因感染或不适而产生的不良情绪。

2. 帮助克服不良情绪 护理人员应与产妇多交流，给予解释、安慰、鼓励、保证和指导，帮助克服焦虑、恐惧、抑郁等不良情绪；指导孕产妇通过分散注意力、放松疗法、听轻松的音乐、适当宣泄、积极的心理暗示等方式来缓解心理压力；鼓励产妇使用分娩镇痛技术；对分娩出现意外的产妇，应给予关爱，减轻其失去孩子的痛苦，帮助其重新面对生活。

3. 加强社会支持 护理人员应为产妇提供专业化、人性化的服务，提供导乐分娩，让产妇在舒适安全的状态下分娩；协调家庭成员的社会支持作用，给予积极的心理支持，在待产过程中允许配偶及亲人的陪伴，尤其是配偶更应主动关心，帮助解决问题，安抚产妇，满足情感需求，营造温暖的家庭氛围，让产妇深刻感受家庭成员的温暖，消除焦虑、恐惧和抑郁情绪。

第 4 节 急危重症患者的心理护理

一、急危重症患者的心理特点及影响因素

急危重症患者是指发病急、病情危重、随时面临生命危险、需要立即进行抢救和诊治的患者。大多数患者因呼吸衰竭、急性心力衰竭、心肌梗死、肾衰竭、大出血、休克、急性中毒、严重颅脑损伤等发展为急症或重症，由于患者缺乏足够的心理准备，处于高度应激状态，易出现复杂的心理反应。因此，护理人员在抢救患者生命的同时，应时刻注意其心理变化，实施针对性的心理护理，消除其焦虑、恐惧、孤独等情绪，提高抢救的成功率，促进患者康复。

（一）急危重症患者的心理特点

急危重症患者被安置在重症监护病房救治。临床观察表明，不同的急危重症患者的心理反应具有如下规律。

1. 焦虑、恐惧 多发生在患者初入院或进入重症监护病房的 1～2 天。患者可出现不同程度的焦虑、恐惧。患者的焦虑和恐惧主要与重症监护病房的特殊环境，患者昼夜不分地受监护，无亲人陪护，目睹同室患者的抢救或死亡，医护人员紧张的工作氛围等有关。例如，急性心肌梗死的患者可因持续剧痛而产生濒死的极度恐惧感；急诊入院患者因突然离开熟悉的环境及亲人，面对陌生的环境，易产生分离性

焦虑；伤残患者因身体完整性受损，易产生阉割性焦虑。

2. 否认 约 50%的患者出现否认心理。患者的否认心理一般出现在进入重症监护病房后的第 2 天，第 3～4 天达到高峰。主要表现为患者从心理上否认自己有病或认为虽然有病但并不需要入住监护病室。短期的否认对患者具有一定的保护作用，可以缓解患者的焦虑情绪，但长期存在否认心理则不利于患者的治疗与康复。

3. 孤独、抑郁 约 30%的患者在入住重症监护病房的第 5 天后出现孤独、抑郁的情绪。主要原因是患者长期与外界隔离、家属探视时间受限，病友间因病重缺乏交流，生活枯燥无聊；医护人员忙于抢救工作与患者交流少；患者认识到病情严重，预后不良，社会功能受损，对治疗失去信心；担心病重会失去工作、经济能力生活不能自理，因而感到悲观。主要表现为消极压抑、悲观失望、孤僻寡言、孤立无助，严重时甚至出现自杀倾向。

4. 愤怒 意外受伤者因感觉委屈、不治之症者因抱怨命运不佳、倒霉而愤怒。主要表现为烦躁不安、吵闹哭泣、敌意仇恨、寝食难安和行为失控，并伴有心率加快，血糖、血压升高等症状。

5. 依赖 重症监护病房虽给患者带来安全感，但有的患者经精心治疗与护理后，转危为安，病情好转，允许其撤离重症监护病房时，由于担心疾病再次复发，而得不到及时的救护，对重症监护病房的环境和医护人员产生依赖心理，不愿意离开重症监护病房。

（二）急危重症患者心理的影响因素

急危重症患者心理的影响因素有：①疾病因素。因疾病突发，来势凶猛，病情严重，且患者毫无心理准备，若抢救不及时，会危及生命，患者易产生焦虑、恐惧情绪。②环境因素。患者入住重症监护病房的环境特殊，如各种监护仪器发出的报警声、紧张的抢救氛围、其他患者的痛苦呻吟声等，均可使患者产生较大的心理压力。③治疗因素。如患者在抢救过程中应用心电监护、吸氧、气管插管、鼻饲、导尿和静脉输液等，各种管道使患者产生捆绑感、无助感和绝望感。呼吸衰竭的患者，由于气管切开和使用呼吸机，患者易感到精神紧张，且语言表达和体位变动受限，影响了患者表达和交往的需求，易出现忧郁、焦虑和恐惧情绪。

二、急危重症患者的心理护理措施

（一）减轻或消除负性情绪

焦虑、恐惧、抑郁和愤怒等负性情绪会加重患者病情复发、恶化的可能，因此使患者保持稳定的情绪是心理护理的首要工作任务。针对患者的负性情绪采取以下心理护理措施。

1. 热情接待，向患者介绍重症监护病房的环境及主管医生和护士；解释入住重症监护病房的必要性和暂时性，说明各种监护仪器使用的目的及使用中可能发出的警报声，使患者尽快熟悉环境，明白操作目的，消除紧张、恐惧心理，积极配合抢救治疗。

2. 密切观察患者的病情和心理状态，沉着冷静、有条不紊地进行救治，忌在患者面前惊慌失措、大呼小叫、手忙脚乱，应以美好的言行举止，赢得患者的信任和安全感。

3. 给予患者安慰、鼓励和心理支持，避免在患者面前谈论病情，说“病情太重”之类的话，以免引起患者情绪激动。

4. 理解患者的愤怒情绪或过激行为，不训斥患者，鼓励其合理宣泄情绪，缓解心理压力。

5. 安排家属定期探视，探视前告知家属，在患者面前应保持情绪稳定，勿流露出悲伤、绝望情绪，以免加重患者的心理负担。

（二）积极应对否认心理

对于患者短期的否认，护理人员可不予纠正，但如果患者持续存在否认，则应积极应对。让患者意识到疾病并不因否认而消失，反而会蔓延和加重。耐心解释，说明入住重症监护病房对于救治和康复的重要性，帮助其纠正认知偏差，安心治疗，积极配合救治。

（三）减轻或消除依赖心理

患者对重症监护病房的环境和护理人员的特殊照顾，产生依赖心理。依赖虽然有助于患者的遵医行为，利于疾病的康复，但过度依赖不利于调动患者的积极性，影响疾病康复。因此，对于即将撤离重症监护病房的患者，护理人员应耐心倾听述说，做好心理安慰，告知其病情已度过危险期，需转到普通病房继续治疗，普通病房也有良好的救治条件，以消除其顾虑。必要时逐渐减少患者在重症监护病房所受的特殊照料，为撤离重症监护病房做好心理准备，让其逐步摆脱依赖。

（四）优化重症监护病房环境

护理人员尽量为患者提供整洁美观、安全舒适的治疗环境，减少环境的不良刺激，促进患者心情。如采用柔和的灯光；合适的温湿度；控制监护设备的噪声；在患者视野范围内安置时钟和日历；给清醒患者进行护理操作前应给予解释，做到说话轻、走路轻、操作轻、关门轻，将噪声降至最低。

（五）加强护患沟通，给予心理支持

护理人员对呼吸机治疗、气管切开等语言沟通困难者，应注意观察其口形、动作、表情适当运用握手、抚触、拥抱肢体接触和实物、图片、纸笔黑板书写等进行沟通。对于病情严重、反复发作者，应给予安慰、鼓励和心理支持，增强战胜疾病的信心。

第5节 慢性疾病患者的心理护理

慢性疾病具有病程长、症状顽固、反复发作的特点。常见的慢性疾病包括高血压、冠心病、糖尿病、慢性乙型肝炎等，由于慢性疾病患者长期承受疾病的折磨，影响了其工作、生活和学习，易产生各种的心理反应。因此，针对慢性疾病患者的心理特点，实施相应的心理护理，对促进疾病的康复具有重要的意义。

一、慢性疾病患者的心理特点及影响因素

（一）慢性疾病患者的心理特点

1. 焦虑 是慢性疾病患者常见的心理问题。慢性疾病患者因长时间治疗，病情反复发作，迁延不愈，又没有根治的特效药，加上经济拮据，易产生焦虑情绪。主要表现为烦躁易怒、失眠多梦、度日如年。

2. 敏感多疑 慢性疾病患者由于久治不愈、反复发作，如不能及时准确地获取疾病的相关信息，易出现敏感多疑。患者的注意力特别关注身体变化，若身体稍有不适，就猜疑是否病重了，表现出异常敏感；由于疾病久治不愈，有的患者会怀疑医护人员的治疗方案和医生技术水平；患者听到医务人员间低声谈话，猜疑是在讨论自己的病情，认为自己病情加重，甚至没有救治的希望；因疗效不佳，患者怀疑误诊，打错针、吃错药；有时患者甚至对他人的好言劝慰半信半疑，曲解他人意思；对他人的眼神、动作也特别敏感。

3. 抑郁 慢性疾病患者因长期治疗，反复住院，长期受疾病的折磨，丧失了劳动、自理能力，经济困难，加上家人的长期照顾，患者认为自己成为家庭的累赘，从而产生自卑、自责、抑郁情绪；同时又由于疾病反复发作，疗效欠佳，病情加重或出现并发症时，患者对治疗、生活失去信心，感觉自己成了无用之人。表现为忧心忡忡、情绪低落、悲观失望、沮丧、沉默不语，甚至产生轻生念头。

4. 角色强化与依赖 慢性疾病患者因长期住院，习惯得到医护人员及家属的照顾而依赖性增强。易从患者角色中“继发性获益”而形成患者角色“习惯化”，小病大养，希望别人多照顾自己，安于患者角色，病情好转也不愿出院，担心离开医护人员的关注，病情会恶化。依赖心理不利于疾病的康复。

5. 孤独 慢性疾病患者因病住院，离开熟悉的工作环境和家人，进入陌生环境，生活单调乏味，深感脱离社会，而产生孤独与寂寞感，有度日如年之感。

（二）慢性疾病患者心理的影响因素

慢性疾病患者心理影响的因素有：①疾病因素。该因素主要是指疾病本身的性质、程度、病程等。有的慢性疾病病程长，反复发作，可能会导致致畸、致残，甚至威胁生命，因而患者的心理反应大。②年龄与性别因素。不同年龄阶段的患者对疾病治疗方案的理解程度也不同，心理反应也不同。男性比女性患者更难接受患慢性疾病的事实，心理反应也大。③人格因素。不同人格特征对慢性疾病的事实认知评价不同，心理反应也不同。如悲观、焦虑、抑郁等，消极者易出现不良情绪。④社会因素。医院的环境、经济收入、社会的支持系统均会影响患者的心理，如医院的不良环境、经济收入差、缺乏社会支持的患者，更易产生负性情绪。

二、慢性疾病患者的心理护理措施

针对慢性疾病病程长、易反复、见效慢等特点，护理人员应掌握患者的心理反应，帮助患者正确认识疾病，调节好情绪，积极配合治疗，乐观对待疾病。

（一）调整认知

慢性疾病患者的负性情绪是由对疾病的错误观念导致的。如有的患者认为患病加重了家庭的经济负担，干扰了正常的家庭生活，自己将会被社会抛弃。因此护理人员应耐心地讲解慢性疾病的特点，解释长期治疗的重要性，帮助患者改变不合理的观念与认知，重建对慢性疾病的正确认知，积极参与治疗，消除不良情绪。

（二）帮助患者克服依赖心理

护理人员应指导慢性疾病患者利用自己的知识与经验，主动参与疾病的自我管理；在不影响健康的前提下，鼓励患者有意识地多接触社会，参加一些力所能及的活动，承担家庭角色，为日后恢复正常工作、生活做好准备。

（三）提供积极的心理支持

慢性疾病患者一般生活态度消极悲观，易对疾病产生担心和顾虑，缺乏治疗信心，因此护理人员应主动与患者交流，通过良好的言行，建立信任，耐心倾听患者的心声，让其保持心情舒畅，以最佳的心理状态，树立战胜疾病的信心。

（四）身心护理相结合

慢性疾病患者的护理要做到身心护理相结合。慢性疾病患者出现的疼痛、发热、呕吐、便秘、呼吸困难等症状，会引起不良情绪。护理人员应正确处理患者的身体不适，促进患者舒适，并给予亲切的安慰、鼓励与支持；为患者创造安全舒适、整洁美观的住院环境；组织患者通过听音乐、绘画、看电视等娱乐活动，转移注意力，丰富住院生活，保持良好情绪，减轻身体不适；护士利用丰富的专业知识，娴熟的操作技能，为患者提供优质的服务，既可减轻疼痛，又可减轻恐惧心理。

（五）心理与行为指导

护理人员应帮助患者正确认识慢性疾病的发生、发展与转归的过程，全面分析患者消极情绪与行为发生的因素。对于严重抑郁者，给予积极的情感支持，并耐心劝导，鼓励倾诉、合理疏泄，防止自杀；对于有疑虑者，采取解释、安慰鼓励、适度地保证、积极暗示、转移注意力等措施，帮助患者树立战胜疾病的信心；对于角色强化和依赖性的患者，积极学习适应性行为，淡化患者角色，积极参与治疗，实施“慢性疾病的自我管理”，提高生活质量；对于挑剔易怒者，要理解患者，保持冷静，认真倾听，耐心解释或暂时回避，避免直接冲突，待患者平静后，指出不良情绪的后果，指导合理疏泄。

（六）提供社会支持

有效的社会支持对慢性疾病患者适应疾病至关重要。护理人员应鼓励家属、亲朋好友多探视，提供倾诉、宣泄的机会，情感支持，让患者感受到家庭的温暖；告知患者不必过多担心家庭和医疗费用问题；定期与单位、街道、社区联系，给予物质和精神支持，帮助患者解决实际困难；鼓励患者与病友多交流，消除孤独感，从而获得精神安慰。

第 6 节　肿瘤患者的心理护理

肿瘤已成为严重危害人类健康的常见病、多发病，是引起患者死亡的主要原因之一。掌握肿瘤患者的心理特点，有效实施心理护理，从而提高患者的生活质量。

一、肿瘤患者的心理特点及影响因素

（一）肿瘤患者的心理特点

现代医学虽然对肿瘤的诊断和治疗取得了一定的效果，但肿瘤患者仍然面临着死亡的威胁。在肿瘤治疗与康复过程中，手术创伤、放射治疗、化疗药物的副作用和出现的并发症，给患者带来极大经济负担和心理痛苦，经历心理失衡的过程。根据肿瘤患者的诊断、治疗和转归可将患者的心理反应划分为以下四个阶段。

1. 诊断阶段　患者在体检或疾病检查中怀疑患有肿瘤，首先表现为震惊、茫然和不知所措，当震惊过后，常常通过逃避、否认、幻想等心理防御机制来缓解诊断带来的心理痛苦。患者一方面极力否认医生的诊断，四处求医，重复检查，幻想得到相反的诊断结果；另一方面，又担心肿瘤诊断被证实而惶恐不安，紧张焦虑，烦躁不安。患者对于肿瘤最初的否认，具有一定的积极意义，但长期否认，则会延误或丧失最佳的治疗时间。

2. 确诊阶段　肿瘤一经确诊，有的患者将联想到“不治之症”和“死亡”，因而产生恐惧、敌视和愤怒的情绪。患者往往怨天尤人，甚至把怒气转移到医护人员、家属及其他人身上。例如，抱怨医务人员技术不精，服务不好；抱怨家属照顾不周，关心不够；有的患者痛恨命运的不公。患者常表现为易激惹、易怒，消极悲观、沮丧，甚至产生自杀的意念。

3. 治疗阶段　此时大部分患者被迫接受肿瘤的事实，开始积极配合治疗与护理，但在此过程中，肿瘤患者始终处于希望与绝望的矛盾中，任何病情变化及治疗反应均可引起患者情绪上的波动，主要心理反应如下。

（1）侥幸与幻想　患者心存侥幸，寄希望于民间偏方，又希望发生医学奇迹。也有的患者因治病心切，急病乱投医，相信所谓“偏方”，耽搁正规治疗。

（2）合作与依赖　患者心境逐渐趋于平衡，无可改变的事实迫使患者与疾病妥协，生存的欲望，使患者愿意配合治疗与护理，依赖医生减轻痛苦，控制病情，把生命的希望交给医护人员，以延长寿命。

（3）焦虑与恐惧　在治疗过程中，对肿瘤的未知、疼痛折磨、手术治疗、放射治疗、化疗的不良反应和死亡的到来，均会使患者感到焦虑和恐惧。当患者知道自己身患肿瘤时，易出现担忧、害怕、恐惧。极度的恐惧会使患者丧失治疗信心和继续生活的勇气。

（4）抑郁与绝望　患者对医生的治疗抱有极大的希望，一旦希望落空，出现肿瘤复发、转移或转入病危状态，会出现极度的抑郁和绝望心理，对治疗失去信心，严重者发生自杀行为。

（5）消极拒医　有的年轻女性患者，因担心肿瘤治疗会使个人形象受损，影响今后的婚姻与生活，从而出现消极拒医。

4. 康复与转归阶段　多数患者最后能平静接受和适应肿瘤的康复生活，但难恢复到患病前的心理状态。有的患者由于丧失了部分自理能力，自感无助于家庭和社会，成为家庭与社会的累赘，因而产生孤独感；还有的患者由于沉溺于患者角色，表现为行为退缩，不愿与人交往，影响生活质量；有的患者由于肿瘤的疼痛、转移和复发，失去治疗的勇气和信心，消极、被动等待死亡，甚至出现自杀行为。

（二）肿瘤患者心理的影响因素

肿瘤患者心理影响因素有：①疾病因素。如疾病的性质、程度、病情阶段。②人格因素。如肿瘤患者普遍存在 C 型性格。③情绪因素。抑郁、悲哀、失望等不良情绪是肿瘤的先兆。④心理社会因素。如认知评价、应对能力、社会支持等。

二、肿瘤患者的心理护理措施

心理因素与肿瘤的发生、发展、转归、康复和复发密切相关。因此，护理人员应根据肿瘤患者的心理特点，实施有针对性的心理护理措施，减轻患者的心理痛苦，提高生活质量。

（一）诊断阶段

护理人员应对患者的焦虑和否认的情绪反应表示理解，暂时不要打破患者的心理防御机制，要理解、同情和关心，尽量满足患者的需要，给予积极的情感支持。

（二）确诊阶段

1. 慎重告知病情 对于已确诊肿瘤的患者，护理人员应根据患者的人格特征、应对方式、病情程度，慎重告知病情。如癌症早期或性格开朗、意志坚强、热爱生活的患者，应主动告知病情，以便早期治疗和积极应对。对内向、消极失望的患者，应适度保密，避免患者知道真相后，导致精神崩溃使病情恶化。

2. 纠正错误认知 患者消极的心理反应源于“肿瘤等于死亡”的错误认知，护理人员应帮助患者纠正对肿瘤疾病的错误认知，只要早发现、早诊断、早治疗，保持良好的心态，也许会提高生活质量或治愈的。

3. 给予积极的心理支持 护理人员应关心体贴患者，鼓励其倾诉，宣泄愤怒情绪，保持乐观的态度，希望是肿瘤患者良好情绪的支撑点，应给予积极暗示；利用家属、亲朋好友的心理支持和现身说法者榜样的力量，使患者感受到希望，从而提高战胜肿瘤的勇气和信心。

（三）治疗阶段

1. 减轻不良情绪 护理人员应帮助患者疏导情绪，通过音乐、冥想、放松疗法，减轻或缓解患者焦虑、抑郁情绪。鼓励患者对治疗充满希望，不言放弃，稳定情绪。

2. 减轻疼痛 肿瘤患者通常会受到疼痛的折磨，希望有特效药来减轻疼痛。护理人员应运用药物技术、放松技术、分散注意力、积极的语言暗示和自我暗示等方法，减轻患者疼痛。

3. 建立有效的社会支持系统 鼓励家属、同事、好友定期探望患者，给予关爱支持，使患者感到温暖。同时鼓励患者加入“抗癌俱乐部”，让患者相互交流、相互帮助、相互鼓励，获得心理支持。若病情允许可参加一些公益性社会活动，丰富患者精神生活，提高生活质量。

4. 争取社会支持 请实施同种治疗方案的患者现身说法，增强患者治疗的信心；鼓励家属、同事和朋友给予患者积极支持，多进行探视和信息沟通，并给予精心而适度的生活照顾，使患者体验到亲人的关爱和温暖，有利于患者康复，重返社会。

（四）康复与转归阶段

和谐的人际关系、有效的家庭和社会支持是肿瘤患者减轻不良情绪、回归社会信心的来源。护理人员应鼓励家属和亲朋好友多陪伴，减少患者的孤独，满足归属的需要；倡导全社会理解、同情、尊重和关心患者；鼓励患者参加“抗癌俱乐部”等组织，重建生活方式；实施人文关怀，减轻晚期肿瘤患者的疼痛，提高生活质量；对濒临死亡的患者，实施临终关怀和心理支持，维护患者的尊严。

第 7 节　临终患者的心理护理

案例 7-3

患者，男，65 岁，诊断为肺癌晚期，预期存活时间 3 个月。患者得知自己肺癌晚期后，非常绝望和无助，并感到愤怒。他觉得命运对他不公，让他患上了如此严重的疾病。经常指责医生和护士没有尽职尽责，对他的病情没有给予足够的关注。对家人苛求，说他们不孝顺，抱怨病房的环境不好，对其他患者的声音和动作感到烦躁。

问题：1. 该患者的心理反应属于哪个阶段？

2. 针对该患者情况如何做好心理护理？

一、死亡的分期

在临床上通常将死亡过程分为三个阶段：濒死期、临床死亡期和生物学死亡期，每个阶段都有其独特的心理特点和护理需求。

（一）濒死期

濒死期是死亡的开始，机体各系统功能发生严重障碍，脑干以上部位处于深度抑制状态，表现为意识模糊或丧失，各种反射减弱或迟钝。此阶段患者表现出焦虑、恐惧、不安和不确定感，并开始反思人生、寻求意义，表达对亲人、朋友、医护人员的情感和遗愿（意愿）。此阶段心理护理要点是为患者提供情感支持、关注其精神需求，同时帮助他们与亲人建立联系和交流。

（二）临床死亡期

临床死亡期主要特征为心脏停搏、呼吸停止，各种反射消失，延髓处于深度抑制状态，但组织中仍有微弱代谢活动，感觉中最后丧失的是听觉。一般条件下，持续时间为 4～6min。此阶段患者无意识、无痛觉、无感知。此阶段心理护理的要点是确保患者的舒适和尊严，同时为家属提供心理支持和安慰。

（三）生物学死亡期

生物学死亡期是指人体组织器官代谢全部停止，出现不可逆变化，整个机体不可能复活，继而出现尸冷、尸斑、尸僵、尸体腐败。此阶段患者被宣布为死亡，彻底失去了生命迹象和脑功能。此阶段心理护理的重点是尸体护理和处理家属的悲伤和丧失情绪。

二、临终患者的心理变化过程

美国精神病学家库伯勒·罗斯（Kübler. Ross）把临终患者的心理反应分为五个阶段，每个阶段各有特点，而这些阶段并非严格线性发生，每个患者以不同方式和时间经历，个体差异大。

（一）否认期

在面对临终的现实时，患者可能会表现出否认的反应，拒绝接受自己即将死亡的事实。他们可能会忽视或否认医生的诊断结果，寄希望于获得康复或治愈。这个阶段的心理特点是逃避和拒绝接受死亡的现实。医护人员应尊重患者的想法，给予支持和理解。提供安静舒适的环境，不主动讨论病情，允许患者对治疗抱有希望。

（二）愤怒期

当患者无法再否认死亡的事实时，可能会感到愤怒和不满。他们可能会表现出对医生、家人、上帝或命运的愤怒，认为他们被不公平地对待。这个阶段的心理特点是情绪激动、怨恨和愤怒。医护人员应理解患者的发怒源于害怕和无助，采取宽容和谅解的态度，并满足患者的合理要求。

（三）妥协期

在面对死亡的不可逆转性时，患者可能会试图与上帝或命运进行交易，希望获得更多的时间。他们可能会提出条件，承诺做出某种改变或行为以换取延长生命的机会。这个阶段的心理特点是试图寻找解决方法和交易的想法。医护人员应鼓励患者表达内心感受，以减轻心理压力，积极面对生活。

（四）抑郁期

当患者逐渐接受死亡的事实时，可能会经历抑郁和绝望的情绪。他们可能感到无助、悲伤、失去兴趣和动力，可能会出现睡眠问题、食欲减退和自责等症状。这个阶段的心理特点是情绪低落、消沉和无助感。医护人员要密切关注患者情绪变化，与患者交流，了解痛苦的原因，并进行疏导。

（五）接受期

最终患者可能会接受死亡的现实，并开始寻找内心的平静和接受自己的命运。他们可能会专注于和家人、朋友的关系，并寻求和解、和平与和谐。这个阶段的心理特点是内心的平静和接受。医护人员提供安静的环境，陪伴与支持患者，尊重其信仰和需求，并给予非语言安慰，如轻抚患者的手，温和的目光接触等。

三、临终患者及家属的心理护理措施

（一）临终患者心理护理

临终患者面临着生命即将结束的现实，心理上会经历一系列的复杂变化。作为护理人员，对临终患者进行心理护理是非常必要的，让他们在生命的最后时刻得到关爱和尊重。

1. 尊重和接纳 临终患者需要被尊重和接纳。护理人员应该尊重患者的意愿，不评判和歧视患者，接纳他们的感受和想法。

2. 鼓励和倾听 护理人员应该以真诚的态度面对患者，鼓励患者表达自己的感受和想法，倾听他们的故事和生活经历，增强患者对生命结束的接受和认可。

3. 理解和支持 护理人员要理解患者的情感和心理变化，给予患者心理上的支持和安慰，减轻他们的恐惧和不安。并提供心情感上的支持和安慰，协助患者与家人和朋友保持联系。

4. 给予信息和建议 护理人员应该向患者提供有关病情和病程的信息和建议，帮助他们更好地了解自己的状况，增强他们的自我控制感。

5. 缓解疼痛和不适 临终患者常常遭受疼痛和不适的折磨，护理人员应该采取措施缓解患者的疼痛和不适，提高他们的生活质量。

6. 维护尊严和隐私 临终患者需要维护尊严和隐私，护理人员应该尊重患者的权利和隐私，不泄露患者的个人信息和病情，保护患者的尊严和隐私。

（二）临终患者家属心理护理

临终期患者家属由于即将失去亲人而过度悲伤，出现精神上的创伤和心理障碍，甚至诱发其他疾病。在照护患者的同时，及时给家属提供全面照护。

1. 满足家属对患者的照顾需求 安排家属与患者主管医生会谈，让他们了解患者的病情和预后。与家属讨论患者身心状况的变化，并让他们参与制订护理计划。为家属提供与患者单独相处的时间和环境，如设立临终单间。同时教会家属一些简单的照护技巧，如翻身、喂水等，让他们能够为患者提供力所能及的关怀。这样可以使患者得到心理满足，也可降低家属在失去亲人后的悲痛。

2. 鼓励家属表达情感 在与家属的沟通中，护理人员应积极与家属建立良好的关系。提供一个安静和私密的环境，让家属能够表达情感，并耐心倾听他们的内心感受和困惑。同时，积极解释临终患者

身心变化的原因，减少家属的疑虑。

3. 哀伤辅导　护理人员应该提供哀伤辅导，协助人们在合理的时间内引发正常的悲伤，帮助患者家属处理失去亲人的痛苦，提供情感支持和安慰，健康地度过悲伤期，以增强其重新开始正常生活的能力。每个人哀伤的表现与步伐都是独特的，哀伤辅导的要求是“不领导，不随从，只陪伴”。

链　接　空椅子技术

“空椅子技术”，是格式塔流派常用的一种技术，是使来访者的内射外显的方式之一。目的是帮助当事人全面觉察发生在自己周围的事情，分析体验自己和他人的情感，帮助他们朝着统合、坦诚及更富生命力的方向迈进。适用情境为情绪宣泄、人际沟通、自我整合。操作方式一般只需要两把椅子，来访者坐在其中的一把上，另一把椅子放在来访者的面前。操作时，咨询师先请来访者坐在其中一把椅子上并闭上眼睛，同时请他想象对面那把椅子上就坐着他需要面对的那个人，然后引导来访者对其进行倾诉。来访者把自己想要对那个人说却没来得及说的话，表达出来，从而使内心趋于平和。

自　测　题

A_1/A_2 型题

1. 关于心理护理的目标，下列说法正确的是（　　）
   A. 满足患者的任何需要
   B. 提供一个无打扰的安静病房氛围
   C. 提高患者的适应能力
   D. 通过以往病例帮助患者树立康复的期待
   E. 为患者解决所有的问题

2. 关于整体护理和心理护理的关系，下列说法不正确的是（　　）
   A. 整体护理促进了心理护理的纵深发展
   B. 整体护理明确了心理护理的基本任务
   C. 整体护理规范了心理护理的实施程序
   D. 整体护理提高了心理护理的质量标准
   E. 心理护理是整体护理中独立存在的核心

3. 患者，男，66 岁。近半年来，郁郁寡欢。偶有肠胃不适，出现便秘、腹痛、打嗝等症状，进一步引起食欲减退、失眠多梦。现到处求医，强行求入院治疗。对该案例，正确的心理护理诊断是（　　）
   A. 恐惧　与退休有关
   B. 焦虑　与认为个体健康受到威胁有关
   C. 无效性否认　与认知障碍有关
   D. 调节障碍　与失眠多梦有关
   E. 自我形象紊乱　与食欲减退有关

4. 以下属于心理护理长期目标的是（　　）
   A. 患者能够在出院前转变消极的心态，积极配合治疗
   B. 患者 3 天内的恐惧程度由重度减至中度
   C. 患者每周的抑郁量表得分能降低 2～3 分
   D. 会谈 1h 后，患者能说出他的焦虑原因
   E. 入院一天后，患者能自觉服用药物

5. 关于心理护理措施，下列做法不正确的是（　　）
   A. 可鼓励患者或家属共同参与制订
   B. 要以科学的心理护理理论为依据
   C. 要切实考虑患者的实际情况
   D. 要注意选择最高级的护理措施
   E. 要充分考虑患者所能接受的治疗程度

6. 手术后患者的心理特点不包括的是（　　）
   A. 意识障碍　　B. 依赖
   C. 持续疼痛　　D. 抑郁状态
   E. 焦虑

7. 对术后患者的心理护理不妥的是（　　）
   A. 及时反馈手术信息
   B. 缓解术后疼痛
   C. 帮助患者克服抑郁、焦虑情绪
   D. 帮助患者做好出院准备
   E. 介绍手术过程

8. 有关手术前焦虑与手术效果的关系，正确的说法是（　　）
   A. 无焦虑者手术效果最好
   B. 轻度焦虑者手术效果较好
   C. 严重焦虑者不用服药，避免影响手术效果
   D. 焦虑水平适中者手术效果最好
   E. 对手术满不在乎者，有助于手术顺利进行

9. 妇女进行子宫切除术后，出现明显的焦虑属于（　　）
   A. 特质性焦虑　　B. 期待性焦虑
   C. 分离性焦虑　　D. 阉割性焦虑
   E. 放射性焦虑

10. 不属于孕产妇的心理特点的是（　　）
A. 焦虑与期待
B. 恐惧与苦恼
C. 产后抑郁
D. 掩饰痛苦，故作愉悦
E. 依赖性增强

11. 不属于慢性疾病患者心理特点的是（　　）
A. 抑郁　　B. 敏感多疑
C. 角色缺如　　D. 过度依赖
E. 焦虑

12. 急危重症患者初入重症监护病房后 1～2 天，最典型的心理特点是（　　）
A. 否认　　B. 愤怒
C. 依赖　　D. 焦虑、恐惧
E. 孤独

13. 急危重症患者的心理护理，下列哪项不正确（　　）
A. 说明向患者介绍重症监护病房各种监护仪器使用的目的及使用中可能发出的响声
B. 对处于愤怒情绪状态的患者鼓励其合理宣泄情绪
C. 不能有暗示患者病情危重的言语
D. 对患者存在的否认心理要及时纠正
E. 告知患者家属探望时保持稳定情绪，不要流露悲伤、绝望心态

14. 不属于妇科患者心理特点的是（　　）
A. 羞怯　　B. 恐惧
C. 否认　　D. 焦虑
E. 抑郁

15. 肿瘤患者的心理护理不包括（　　）
A. 引导患者正确认识疾病
B. 及时履行告知义务
C. 心理支持
D. 积极的心理暗示
E. 减轻疼痛

16. 患者，女，75 岁。因突发胸闷、气喘、不能平卧，诊断为心肌梗死收入重症监护病房治疗。入院后患者不爱说话，表情紧张，特别注意身上的监护装置，还自言自语说："这次我恐怕过不去了。"患者目前主要的心理反应是（　　）
A. 依赖　　B. 愤怒
C. 否认　　D. 焦虑、恐惧
E. 孤独

17. 患者，女，46 岁。因患风湿性心脏病需置换心脏瓣膜而手术，术前患者表现为恐惧、失眠、担心手术发生意外。下列护理措施不妥的是（　　）
A. 评估术前恐惧的原因
B. 向患者说明手术的重要性
C. 请家属给予患者心理支持
D. 教会患者使用放松技术
E. 告诉患者根本不必考虑手术意外

18. 产妇，女，33 岁。妊娠 40 周，前来住院分娩。入院后产妇经常自言自语："我大量服用中药会不会导致胎儿畸形、会影响胎儿健康吗？他们的分娩技术可靠吗？他们会尽心帮助我吗？"目前产妇主要心理反应是（　　）
A. 愤怒　　B. 孤独
C. 焦虑、恐惧　　D. 抑郁
E. 羞怯

19. 患者，女，38 岁。1 个月前因乳腺癌进行手术，术后一般情况良好，但近一周，患者情绪低落，常常独自落泪，对自己的生存非常悲观，各种兴趣下降，睡眠浅，易醒。患者的这种情绪状态属于（　　）
A. 恐惧　　B. 焦虑
C. 愤怒　　D. 绝望
E. 抑郁

20. 患者李某，乳腺癌Ⅲ期，在化疗期间，因脱发、胃肠道反应、疼痛等问题，非常沮丧，不愿意与人交往，情绪低落，绝望，下列哪项心理护理措施不正确（　　）
A. 给予患者更多的关注和安慰
B. 尽量少打扰患者，给予其独处的时间
C. 及时使用适宜药物来缓解患者不适
D. 教授患者放松和注意转移的技巧
E. 动员家人朋友给予支持和鼓励

21. 晚期癌症患者大多对特效镇痛剂哌替啶和吗啡已成瘾，为削减其成瘾性，医生往往会给患者注射生理盐水（安慰剂），也能奇特地起到解痛效果。下列哪类患者对使用安慰剂效果不佳（　　）
A. 渴求治疗、对医务人员充分信任的患者
B. 暗示性较强的患者
C. 不相信治疗有效果的患者
D. 积极配合治疗的患者
E. 对治疗充满希望的患者

22. 患者，女，65 岁，肝癌晚期。近来病情发展迅速，腹水明显、疼痛剧烈。观察发现患者情绪低落、悲伤、沉默，常哭泣。护士判断患者的心理反应属于临终前的（　　）
A. 愤怒期　　B. 接受期
C. 协议期　　D. 抑郁期
E. 否认期

23. 患者，男，82 岁，因急性心肌梗死急诊入院，经抢救后无效死亡。临终前患者最后消失的感觉是（　　）
A. 听觉　　B. 视觉
C. 味觉　　D. 嗅觉

E. 温度觉

24. 临床死亡期的特征是（ ）
A. 呼吸衰竭 B. 意识丧失
C. 无肌张力 D. 循环衰竭
E. 心脏停搏

25. 患者，女，80 岁。肺癌晚期，病情危重，循环衰竭，下列临床表现不可能的是（ ）
A. 皮肤苍白 B. 心音低而无力
C. 四肢冰冷 D. 脉搏呈洪脉
E. 血压下降

26. 患者，女，75 岁。胃癌晚期，表现为神志不清，肌张力消失，心音低钝，脉搏细弱，血压 80/40mmHg，呈间歇呼吸。患者此时处于（ ）
A. 濒死期 B. 临床死亡期
C. 生物学死亡期 D. 生理学死亡期
E. 脑死亡期

27. 患者，女，75 岁。肝癌晚期，下列心理护理措施哪项不妥（ ）
A. 用坦率、真诚的态度对待患者
B. 认真听取患者的主诉
C. 充分体谅患者的痛苦
D. 制止患者的愤怒表现
E. 尊重患者的选择

（李鸿展 李艳玲 王小小）

第8章

护士职业心理

学习目标

1. 素质目标　在护理工作中能够保持认真、严谨的学习态度和实事求是的工作作风，爱岗敬业，形成自身良好的心理素质，自觉维护身心健康。

2. 知识目标　掌握护士应具备的职业心理素质，熟悉护士职业心理素质的培养与优化，了解影响护士心理健康的因素。

3. 技能目标　能够根据案例分析护士心理健康的状况。能够根据自己的现状提出提高职业心理素质的方案。

随着社会、科技的发展和医学模式的转变，护理模式也在不断转变，人们对医疗保健的需求日益增长，使护理人员的服务范围不论从深度还是广度上都有了很大的延伸。因此，作为一名合格的护理人员，除了应具备丰富的专业知识、熟练的操作技术和高尚的职业道德外，还应具备良好的职业心理素质。护士职业心理素质影响着护理工作的质量和水平，影响着患者的健康和护士自身的健康，因此，维护和促进护士心理健康具有重要的现实意义。

第 1 节　护士职业心理素质及其培养

案例 8-1

护士小张是一位年轻护士，在她负责的病区收住了一位无家人陪护的患者，该患者爱挑剔护士的工作。小张虽能理解患者内心孤独和渴望被照顾的心理，但是自己内心非常不舒服，上班对于小张来说成了沉重的负担，她感到很焦虑，也很无助，然而小张又不想把工作上的不愉快和压力带到家里，于是极力压抑自己的情绪。慢慢地，小张的焦虑越来越明显，她开始回避集体活动，疏远同事和朋友，对家人刻薄、挑剔，在工作中对患者也越来越没有耐心，最近还在工作中出了一些小差错，幸亏护士长发现及时，才没有酿成大祸。

问题： 1. 案例中护士小张存在哪些心理健康问题？

2. 案例中护士小张的心理状况对工作和生活带来什么影响？

3. 请问护士小张可以采用哪些策略来维护和促进自己的心理健康？

一、护士应具备的职业心理素质

（一）良好的认知能力

良好的认知能力是护士职业心理素质的重要成分，包括以下几个方面。

1. 敏锐的观察力　护士及时准确地观察患者的各项生理指标、临床症状及指征、行为反应等，推断其内心世界，并采取相应的有效措施及时解决，才能使患者得到心理安慰，更好地接受治疗，加速疾病的康复。

2. 准确的记忆力　护理工作的对象是人，护士的各项操作如执行医嘱、注射药物、查体温、测脉搏等，都要做到准确无误。并且患者是经常变动的，病情又是不断变化的，护理计划和用药品种与数量也在经常地改变，因此护士应加强自身在记忆准确性品质方面的培养，才能在工作中避免差错和减少事故发生。良好的记忆力一方面有助于护士更好地掌握患者的病情和治疗康复的情况，另一方面也有助于增进护士对患者的了解，赢得患者的信任，为患者提供准确安全的护理。

3. 独立的思维力 护理工作对象是有着千差万别的患者，每个患者的疾病又时刻处于动态的变化之中，护士必须具备在有限的时间内做出准确判断，并能独立采取护理措施加以解决或部分解决的能力。如果缺乏思维的独立性，只是一味地执行医嘱，就容易在盲目执行中出现差错或事故。

4. 优秀的注意品质 护理工作头绪繁杂，患者病情又变化多端，因此要求护士应当具备优秀的注意品质。首先，要具备注意的稳定性，以防差错事故的发生；其次，具备注意的范围广度，力求做到“眼观六路、耳听八方”，把繁杂的工作内容“尽收眼底”，做到心中有数；再次，具备注意集中性，聚精会神才能完成好每一项精细的护理活动；最后，具备注意的分配性，在有限的时间内从事多项工作时能做到准确无误，互不干扰，从而提高护理工作效率。

（二）良好的情绪调节与自控能力

护理工作的特殊性质、环境氛围等，使护士容易产生紧张、焦虑等情绪问题，也容易导致护理差错的发生。然而特定的工作对象要求护士始终保持稳定、积极的情绪状态，为患者营造良好情绪氛围，唤起患者治病的信心，这就需要护士具备良好的情绪调节与自控能力。护士在工作中应该充满信心、沉着冷静、保持稳定的心态，积极影响患者。

（三）坚强的意志力

护理工作关乎人的生命，因此护士无论置身何时何地，都必须忠实执行各项规定和程序 自觉遵守职业法规，维护职业标准，能持之以恒地做到在无任何监督的情况下严格地自我约束，将“慎独”精神贯穿于临床各项护理操作中。一位护士具备了果断的意志品质，就可能赢得时间，挽回患者的生命。

（四）良好的个性特征

护士的个性是由先天素质和后天经验积累所形成的。良好的性格，有利于发挥出护士的角色功能。一位优秀的护士应具备的良好个性特征是忠于职守、有爱心、诚恳正直、热情有礼、乐于助人、认真负责、机智果断、作风严谨，能沉着冷静地处理护理工作中的各种问题。良好的个性特征被学者视为护士胜任职业角色的最主要因素。

（五）出色的沟通能力

沟通能力是护士应具备的主要能力之一。护理工作开展得是否顺利，很大程度上取决于护士是否具有出色的沟通能力。护士与患者密切接触，对话时要热情大方、尊重患者、耐心及时给予反馈，面对不同性别、年龄、个性、社会背景的患者时，采用的沟通方式和沟通技巧因人而异，为患者营造有益身心康复的良好人际氛围。同时，护士也是连接各种复杂人际关系的纽带，需协助患者与医生沟通，促进患者彼此间交往，协调患者与家属的关系等。因此，护士拥有出色的沟通能力，才能胜任患者健康维护者和协调者的角色。

（六）较强的环境适应能力

护士职业性质要求护士在不同工作环境中及在不同角色之间能很好地适应。护士在临床实践中可能会面对不同的问题情境，如急诊室工作节奏紧张，重症监护病房任务繁重，护士都应保持良好的心态，做到冷静、沉着、耐心地应对，全身心投入工作。无论分配到哪个科室，护士都应尽快适应职业角色，学会体恤各类患者的病痛，表现出适应能力较强的职业心理素养。

医者仁心

第49届南丁格尔奖章获得者甘秀妮

甘秀妮作为重庆医科大学附属第二医院护理部主任，重庆医科大学护理学院副院长，从事护理工作42年来，长期奋战在急危重症一线，面对突发的疾病和灾害，她勇毅担当、身先士卒，经受住了一次又一次生与死的考验，用爱心、细心、耐心和责任心，让护理工作闪耀出人性的光辉。穿上护士服，甘秀妮就把群众健康放在第一位。哪里有需要、哪里有任务，她总是冲在第一线。在多次突发公共卫生事件中，疾病和灾害现场，也总能看见她的身影。甘秀妮说："我所理解的南丁格尔精神，就是'能感同身受、愿真心付出、尽应尽之责'。"

二、护士职业心理素质的培养与优化

职业心理素质的发展伴随个体职业生涯的全过程，相对于职业心理素质教育这一外在因素，从业者个体的内在因素对职业心理素质的影响更加深入和持久，其中很重要的一点就是做好自我管理。自我管理属于管理学的范畴，指个体主动调控和管理自我的心理活动和行为过程。自我管理不仅是一种管理行为的过程，更体现为一种能力，是个体对自身的生理、心理和行为各方面的一种自我认识、自我感受、自我监督、自我控制、自我完善的能力。

个体的自我管理能力虽然受到自身及环境等因素的制约，但总体来看，是随个体年龄的增长、知识水平的增加、社会阅历的不断丰富而逐步提高的。护士的工作性质比较特殊，个体的自我管理能力在工作实践中的提升空间较大，因而掌握恰当的自我管理策略和方法，对其形成良好职业心理素质起到至关重要的作用，护理人员职业心理素质培养的方法主要涉及以下几个方面。

1. 树立职业理想 是对一个护士最基本、最首要的要求，是培养优良的心理素质的思想基础。进行职业理想教育，就是要教育广大护士树立正确的人生观、价值观，以维护人民利益为信条，自觉地进行自我心理、行为调适，坚持"清清白白做人，老老实实做事"的人生原则。

2. 加强职业道德教育 职业道德教育包括对职业认识的提高、职业感情的培养、职业意志的锻炼、职业理想的树立，以及良好的职业行为和习惯的形成等多方面内容。一个护士优良素质的形成，主要靠在生活和实践中学习和锻炼，要不断对护士进行职业道德教育，培养护士自觉地用职业道德规范自己，切实加强护士内在素质的培养，从而提高职业素质。护理教师应高度重视其教学活动对护生职业价值观的导向作用，护生则应在其中发挥主体作用，在教学中应将"优势教育"贯穿专业教学全过程，为护生职业价值观带来潜移默化的积极影响。

3. 加强自我修养 加强自我修养、自我磨炼、自我体验，是培养护士高尚情操和良好心理素质的重要方法和途径之一，应根据护理工作的职业特点，在工作实践中，孜孜不倦地学习，以强烈的求知欲，汲取知识，不断提高自己的知识水平。此外，要善于自我调节，理智地对待自己与周围的环境，自觉地用意志来指导自己的行为，加强自身修养，以获得护士职业所要求的学识能力、品德和风格。

4. 培养积极进取的精神 护士应养成刻苦学习，积极进取的治学态度。一名合格的护士不仅要有扎实的专业知识和娴熟的操作技术，而且要有人文关怀所需要的文学、美学、社会学、心理学、人类学、管理学等方面的知识。否则，就难以适应现代护理事业的发展要求。因此，必须刻苦学习，积极进取，不断拓展知识面，从而更好地充当"白衣天使"和"生命卫士"，真正为广大民众提供"增进健康、预防疾病、恢复健康和减轻痛苦"的服务。

总之，护士的心理素质，体现在护理工作的各个方面，贯穿于整个护理工作之中，要把加强护士心理素质的教育和培养放在首要位置，从培养护士良好的心理素质入手，提高护士的职业素质，使护理工作更好地开展。

第 2 节　护士心理健康的维护

护士长期生活在充满“应激源”的环境中，他们每天要面对大量的患者和患者家属，时刻要应对生离死别的场景，这种紧张的工作性质和高风险的职业压力可能导致护士存在不同程度的心理健康问题。护士在工作中经常会出现与情绪相关的身体症状，如感到身心疲惫、机体内平衡失调等，综合性医院护士患胃肠疾病的比例也显著高于疗养院护士。

护士的身心健康不仅关系到自身，而且还是维护患者生命、促进患者健康的前提和保证。护士心理健康的好坏直接影响到临床护理目标的实现，决定着心理护理的质量和水平。护士一旦失去身心健康，不但难以帮助患者恢复或保持身心健康，甚至会不经意间造成患者的医源性身心创伤。心理健康的护士才能在高强度的工作中应对各种情景导致的焦虑紧张，并做到尽职尽责地关爱患者、团结同事，进而能在护理专业方面积极进取，有所建树；能坚定而又不失温和地面对形形色色的患者及其不断变化着的病情，并给予适当的护理。因此，护士心理健康的维护与发展，是护理教育者、管理者和广大护士共同致力于研究的重要课题。

一、影响护士心理健康的因素

1. 职业环境因素　护士是与患者接触最为密切的职业群体，时刻直接面对和真切感受患者的痛苦，工作负荷大，工作节奏快，工作要求高，承担了更为具体和实际的诊疗任务、责任、风险和压力，并且处于医患矛盾的最前沿。一些护理岗位由于工作量大，工作质量要求高，技术水平要求高，各种突发事件具有多变性、不可控性，以及可能受到来自患者的伤害，还有被感染的风险等，护士长期处于负面情绪之中，稍有不慎极易产生护患矛盾，发生护患纠纷。此外，护理专业人员社会地位较低，公众对护理工作的重要性及护士的职业价值认识不足，以及患者治愈后对护士的感激程度远远不及对治疗的医生，容易影响护士的心理健康。

2. 组织管理因素　医疗机构中护理管理模式陈旧不能满足护士角色范围扩大的需求。组织激励机制不完善，使得护士升迁机会少、工作缺乏安全感、对未来不乐观，或认为自己付出了很多，但是没有得到相应的回报，就会导致挫折感的产生。随之，护士会对工作现状不满，失去工作的动力，感到工作压力大、工作负荷增加，而且工作负荷与护士工作能力不匹配，导致没有成就感，从而产生焦虑、紧张、厌烦等不良情绪。如果问题不能及时解决，护士就表现出无助，出现挫败感，即使是工作能力范围内能做的事也变得难以完成。

3. 人际因素　护士的人际关系比较复杂，涉及医护关系、护患关系、护护关系、护技关系等，任何一方面关系处理不好都会影响工作状态而产生压力。随着社会发展，人们对健康的需求日益提高，每个患者及家属都认为自身是最需要照顾的，一旦护士工作出现误差，都可能会导致冲突的产生。部分患者和家属对护士缺乏尊重和信任，当护士同时为许多患者负责、兼顾多位患者时，假如对个别患者的需求未作出及时反应，就可能导致护患冲突。患者如果在医治过程中治疗效果不佳，由于缺乏相关知识，往往将矛头指向护士，增加了护患之间的矛盾。护士平时常面对患者的悲伤、愤怒等不良情绪，甚至有时还受到患者家属的语言攻击及不礼貌行为的困扰，影响心理健康。另外，在促进患者恢复健康时，也需要其他医务人员的配合，所以护士还要处理好同其他医务人员的关系。而在现实的工作中，由于各种原因和误会，往往会出现同事间相互推卸责任或不配合的现象，这些矛盾和冲突都会诱发护士产生心理问题。

4. 价值感因素　护士个人价值与职业价值的内心期望与现实的冲突也是影响护士心理健康的因素之一。在医疗机构中，医生往往对患者享有更多决定、治疗及处置的权利，而护士却被认为仅仅是医嘱的执行者、医生的助手，护理工作的自主性和独立性未能得到很好的实现，导致护士的职业认同感差。

在新的护理模式下，护士不仅要付出脑力、体力劳动，还要付出更多的宽容与爱心。和同科室、同年龄阶段的医生相比，护士的职称、工资和福利待遇、社会地位，以及专业发展空间都处于劣势，这些因素降低了护士的职业价值感。

5. 社会支持因素 社会支持系统是指个人在自己的社会关系网络中所获得的，来自他人的精神上的帮助和支持。一个完备的支持系统，包括亲人、朋友、同学、同事、上下级等。随着社会发展，人们对健康的重视程度加深，对护理工作的需求也快速增加，产生了人民日益增长的健康需求和医疗卫生资源不足、医疗卫生服务不到位的矛盾，造成了一些人对护理工作缺乏应有的理解和支持，加深了护士人际关系冲突，导致护士出现心理失衡。由于护理工作的特殊性，知识更新和激烈的竞争需要护士不断地学习新知识、新技术，也将影响他们承担家庭责任的大小，如果得不到家人的支持，将会造成家庭生活与工作的矛盾。护士如果在日常生活中遇到心理压力时，不善于使用社会支持系统，也不愿向周围的人倾诉，就容易产生心理问题。

6. 护士的人格因素 护士在工作中不可避免地带着自己的人格色彩进入护患关系中，人格的差异会使他们对人对事的态度及方法不同，甚至达到相互误解的地步。护士的个体性格、婚姻状况、心理承受能力等因素，也是诱发产生慢性疲劳综合征的“温床”。对于相同的压力情境和生活时间，不同的人处置方式可能会非常不同。

不同气质类型的护士在面对工作压力时会出现不同的心理问题。如多血质的护士通常活泼开朗，但在面对工作压力时会出现焦虑和情绪不稳定；黏液质的护士情绪稳定，但长期的压力和疲劳会导致无动力和工作效率下降；而抑郁质的护士则更容易陷入负面情绪中。

不同性格类型的护士在情绪、行为上的不同表现会对心身健康产生不同的影响。如 A 型性格的人遇不良情绪应激，更容易表现出激动、发怒和急躁。C 型性格往往表现为内向、乖僻、小心翼翼、情绪不稳、多愁善感、易冲动，常常过分要求自己，具有克制压抑的性格特点。

二、护士心理健康的维护措施

护士心理健康是护士保持良好工作状态，确保患者治疗效果和康复成效，进而保障医院经济和社会效益的前提和基础，也是维护和发展人类健康事业、提高人民生活质量的先决条件。积极维护和调节护士的身心健康关系到护理工作中的每位成员，应从组织层面和个人层面综合考虑维护护士的心理健康。

（一）组织层面

1. 加强组织的社会支持功能 社会支持是增进和维护心理健康的重要因素之一。医疗机构应积极构建社会支持系统，这样不但能对压力状态下的护士提供支持和保护，而且有利于护士形成良好的情绪体验。当护士能够感受到自己是被爱、被关心、被尊重的，是生活在一个彼此联系且相互帮助支持的人际网络中时，就会更容易抵制压力所带来的负性影响，保持心理的健康状态。

此外，鼓励护士积极同家人、亲友，以及组织机构中的专业人士保持联系，建立持续而稳定的人际关系，并告知他们在必要时可向他人寻求支持和帮助。因此，保护和促进护士家庭和谐是使之获得稳定支持，减轻压力，促进健康的有效途径之一。

同时也要提高全社会对护士群体的认同、理解，健全各项法律法规建设，为护士提供合理的福利待遇，从而缓解护士职业压力，提升护士职业价值和社会地位。

2. 明确护士的工作职责，合理安排工作 护士的工作责任感是影响工作应激的因素之一。如果护士在职业工作中，对自身的角色和职责不清楚，将会导致角色混乱，增加其应激的程度，损害心理健康。因此，相关部门应明确界定护士的工作职责、权利和义务，配备符合标准的人力资源、合理安排工作、降低工作强度，通过这些有效措施降低护士工作负荷，可有效提高医疗护理质量，防止工作中倦怠的发生。

3. 提供必要的职业素养培训　组织机构应重视护士的职业技能培训，帮助护士提升职业素养，以应对人们不断增长的医疗护理服务需求和护理技术的革新与发展。应通过相应的培训和继续教育，帮助护士强化职业意识，学习掌握新的专业知识和技能，提高护士的职业素养，从而缓解护士所感受到的职业压力，提高心理健康水平。

4. 提供专业的心理干预　管理部门可针对护士存在和潜在的心理问题，通过设置放松场所，供护士消除身心紧张、交流情感体验。可设立专门的心理咨询室有针对性地对工作应激和工作倦怠进行心理咨询与辅导，为护士建立心理档案，进行定期的评估、咨询，提高心理健康水平。

（二）个人层面

1. 加强护士职业认同感　职业认同感是个体对其所从事职业活动的性质、内容、社会价值和个人意义等所持有的看法，与社会对职业的评价或期望达到一致的状态，即个人对他人或群体有关职业方面的看法、认识完全赞同或认可。护士职业认同感是指护士对护理职业的自我肯定，并且感觉自身能够胜任这一职位，并清楚自己的职业理想与承诺。护理工作既具有挑战性也充满了压力，因此护士不能仅仅以工作地位的高低或待遇的优劣去评价自身的职业，而应把工作的性质、特点与自身条件（包括知识水平、智力水平、能力、个性等）相结合，进行人生定位和分析，去体验生命健康的神圣感和价值感。认知行为理论认为，导致人们产生不良情绪和行为的不是那些已发生的具体生活事件和情境，而是人们对这一事件所具有的认知或信念。因此，护士可以更多地采用乐观的思维方式，对消极事件重新给予评估，从而保持积极的情绪状态。以积极的情绪对待工作可以对身心健康起到积极的促进作用　也可以使自己较好地完成工作任务，获取成就感和价值感。护士应该严格规范自身行为准则，用规范来衡量自己，保证规范有效执行，并且内化成为行为习惯。护士也可以利用现有资源，通过多种途径更好地定位自身职业。

2. 学会评估自身工作应激状况，提出应对策略　护士应该学习应激的相关理论知识，对自身的工作应激和心理健康进行评估，以便做到对问题早发现、早诊断、早处理。科学地从应激源、人格特征、社会支持、应对方式及应激反应等方面找出问题并进行调节。明确自己的工作任务和标准，学会清楚地表达与沟通，真诚友好地对待他人，多采用积极的应对方式，运用放松的技巧舒缓紧张的神经。要学会保持一定的幽默感，避免消极的自我暗示，避免有害的争论，有效调节控制自身情绪。此外，要及时宣泄不良情绪，可以利用升华技巧，把自己的压抑投射到其他领域，追求更高的目标。从而使心理应激维持在一个适当水平，促进维护和发展心理健康。

3. 注重劳逸结合　选择健康的生活方式如合理饮食、适当体育锻炼及充足睡眠，合理计划学习、工作，做到张弛有度。重新认识食物的意义、享受进食的过程、改变自我和食物的关系，都会促进护士的心理健康。经常运动不仅可以使肌肉变得更加结实，消除体内多余的脂肪，而且能够帮助个体放松。一项有关抑郁症患者的研究发现，进行运动锻炼的一组被试者与另一组只服用抗抑郁药的被试者相比较，两组抑郁症状减轻的程度差不多，但前一组能让症状减轻持续更长的时间，也更不容易复发。

如果在工作中遇到困惑可以向周围的朋友或亲人主动倾诉，并求得他们的有益指导，以释放一定程度的心理压力。在工作中还应建立良好的人际关系，真心去理解患者的感受，真正地解决人际沟通中存在的具体问题，促进护理工作有效实施。另外，护士自身还可掌握一定的放松技术，以舒缓不良情绪，调整工作状态。如对镜子里的自己微笑，紧张时听听音乐，积极自我语言暗示等。因为，人在进入放松状态时，交感神经活动功能降低，表现为肌肉放松，呼吸频率和心率减慢，血压下降，并有四肢温暖、头脑清醒、心情轻松愉快、全身舒适的感觉。因此，放松技巧对调整工作状态有很大帮助。

自 测 题

A1/A2 型题

1. 关于影响护士心理健康的社会因素，下列选项正确的是（　　）
   A. 护理工作负荷大
   B. 护理工作没能细化、精化
   C. 护士的继续深造和晋升的机会较少
   D. 护士人际关系矛盾
   E .以上都是
2. 下列关于护士心理健康的促进，正确的是（　　）
   A. 加强社会支持
   B. 优化工作环境
   C. 建立和谐的人际关系
   D. 提高职业价值感
   E. 以上都是
3. 护士应具备的职业心理素质之一是（　　）
   A. 良好的情绪调节与自控能力
   B. 控制他人的能力
   C. 踏实肯干
   D. 吃苦耐劳
   E. 扎实的理论知识
4. 影响护士心理健康的人际关系因素有（　　）
   A. 医护关系　B. 护患关系
   C. 护护关系　D. 护技关系
   E. 以上都是
5. 医院维护护士心理健康的途径有（　　）
   A. 为护士构建社会支持系统
   B. 明确护士的工作职责
   C. 提供必要的职业素养培训
   D. 提供专业的心理干预
   E. 以上都是
6. 护士职业心理素质培养的方法不包括（　　）
   A. 树立个人理想
   B. 加强职业道德教育
   C. 加强自我修养
   D. 培养积极进取的精神
   E. 以上都是
7. 护士良好的人格特征，不包括下列哪一项（　　）
   A. 忠于职守　B. 乐于助人
   C. 高冷默然　D. 诚恳正直
   E. 热情有礼
8. 以下哪项不是护士个人培养自身职业心理素质的方法（　　）
   A. 加强职业认同感
   B. 学会评估自身工作应激状况
   C. 注重劳逸结合
   D. 遇到困难仅靠个人努力克服
   E. 选择健康的生活方式
9. 以下哪项不是护士应具备的认知能力（　　）
   A. 敏锐的观察力
   B. 独立的思维力
   C. 准确的记忆力
   D. 良好的情绪调节能力
   E. 优秀的注意品质
10. 以下哪项不是护士具备出色沟通能力的表现（　　）
    A. 护士与患者对话时要热情大方
    B. 耐心及时对患者问题进行反馈
    C. 患者有问题时询问医生即可
    D. 针对不同患者的特点采用不同沟通技巧
    E. 护士要尊重患者

（付　佳）

参考文献

卜秀梅，卢根娣，2021. 护理心理学. 3 版. 北京：人民卫生出版社.

陈婷，叶玲，2023. 护理心理学基础. 武汉：华中科技大学出版社.

崔巧玲，2018. 护理心理学. 2 版. 北京：科学出版社.

法布里奇奥・迪唐纳，2021. 正念疗法. 郭书彩，范青，陆璐等译. 北京：人民邮电出版社.

黄国志，2019. 疼痛康复. 北京：人民卫生出版社.

蓝丽琼，2019. 护理心理学. 北京：北京大学医学出版社.

刘大川，姬栋岩，孙萍，2014. 护理心理学. 2 版. 武汉：华中科技大学出版社.

彭聃龄，2019. 普通心理学. 5 版. 北京：北京师范大学出版社.

童莺歌，2017. 疼痛护理学. 杭州：浙江大学出版社.

汪启荣，2018. 护理心理学基础. 3 版. 北京：人民卫生出版社.

韦有华，汤盛钦，1998. 几种主要的应激理论模型及其评价. 心理科学，5：441-444.

杨艳杰，曹枫林，2022. 护理心理学. 5 版. 北京：人民卫生出版社.

章虹，2020. 护理心理学. 3 版. 北京：科学出版社.

赵小玉，周英，2018. 护理心理学. 北京：科学出版社.

周英，2013. 护理心理学. 北京：中国协和医科大学出版社.

附录　常用的心理测验量表

一、艾森克人格问卷（EPQ）

编号________　姓名________　性别________　年龄________　测验日期________

指导语：本问卷共有 88 个问题，请根据自己的实际情况做“是”或“不是”的回答，请在“是”的题号前画“○”。这些问题要求你按自己的实际情况回答，不要去猜测怎样才是正确的回答。因为这里不存在正确或错误的回答，也没有捉弄人的问题，将问题的意思看懂了就快速回答，不要花很多时间去想。每个问题都要回答。问卷无时间限制，但不要拖延太长时间，也不要未看懂问题便回答。

1. 你是否有许多不同的业余爱好？
2. 你是否在做任何事情以前都要停下来仔细思考？
3. 你的心境是否常有起伏？
4. 你曾有过明知是别人的功劳而你去接受奖励的事吗？
5. 你是否健谈？
6. 欠债会使你不安吗？
7. 你曾无缘无故觉得“真是难受”吗？
8. 你曾贪图过分外之物吗？
9. 你是否在晚上小心翼翼地关好门窗？
10. 你是否比较活跃？
11. 你在见到小孩或动物受折磨时是否会感到非常难过？
12. 你是否常常为自己不该做而做了的事，不该说而说了的话而紧张？
13. 你喜欢跳降落伞吗？
14. 通常你能在热闹的联欢会中尽情地玩吗？
15. 你容易激动吗？
16. 你曾经将自己的过错推给别人吗？
17. 你喜欢会见陌生人吗？
18. 你是否相信保险制度是一种好办法？
19. 你是一个容易伤感情的人吗？
20. 你所有的习惯都是好的吗？
21. 在社交场合你是否总不愿露头角？
22. 你会服用奇异或有危险作用的药物吗？
23. 你常有“厌倦”之感吗？
24. 你曾拿过别人的东西吗（哪怕一针一线）？
25. 你是否常爱外出？
26. 你是否从伤害你所宠爱的人中感到乐趣？
27. 你常为有罪恶之感所苦恼吗？
28. 你在谈论中是否有时不懂装懂？
29. 你是否宁愿去看书而不愿去多见人？
30. 你有要伤害你的仇人吗？
31. 你觉得自己是一个神经过敏的人吗？
32. 对人有所失礼时你是否经常要表示歉意？
33. 你有许多朋友吗？
34. 你是否喜爱讲些有时能伤害人的笑话？

35. 你是一个多忧多虑的人吗?
36. 你在童年是否按照吩咐要做什么便做什么，毫无怨言?
37. 你认为你是一个乐天派吗?
38. 你很讲究礼貌和整洁吗?
39. 你是否总在担心会发生可怕的事情?
40. 你曾损坏或遗失过别人的东西吗?
41. 交新朋友时一般是你主动吗?
42. 当别人向你诉苦时，你是否容易理解他们的苦衷?
43. 你认为自己很紧张，如同“拉紧的弦”一样吗?
44. 在没有废纸篓时，你是否将废纸扔在地板上?
45. 当你与别人在一起时，你是否言语很少?
46. 你是否认为结婚制度是过时了，应该废止?
47. 你是否有时感到自己可怜?
48. 你是否有时有点自夸?
49. 你是否很容易将一个沉寂的集会搞得活跃起来?
50. 你是否讨厌那种小心翼翼地开车的人?
51. 你为你的健康担忧吗?
52. 你曾讲过什么人的坏话吗?
53. 你是否喜欢对朋友讲笑话和有趣的故事?
54. 你小时候曾对父母粗暴无礼吗?
55. 你是否喜欢与人混在一起?
56. 你如果知道自己工作有错误，这会使你感到难过吗?
57. 你失眠吗?
58. 你吃饭前必定洗手吗?
59. 你常无缘无故感到无精打采和倦怠吗?
60. 和别人玩游戏时，你有过欺骗行为吗?
61. 你是否喜欢从事一些动作迅速的工作?
62. 你的母亲是一位善良的妇人吗?
63. 你是否常常觉得人生非常无趣?
64. 你曾利用过某人为自己取得好处吗?
65. 你是否常常参加许多活动，超过你的时间所允许?
66. 是否有几个人总在躲避你?
67. 你是否为你的容貌而非常烦恼?
68. 你是否觉得人们为了未来有保障而办理储蓄和保险所花的时间太多?
69. 你曾有过不如死了为好的愿望?
70. 如果有把握永远不会被别人发现，你会逃税吗?
71. 你能使一个集会顺利进行吗?
72. 你能克制自己不对人无礼吗?
73. 遇到一次难堪的经历后，你是否在一段很长的时间内还感到难受?
74. 你患有“神经过敏”吗?
75. 你曾经故意说些什么来伤害别人的感情吗?
76. 你与别人的友谊是否容易破裂，虽然不是你的过错?
77. 你常感到孤单吗?
78. 当人家寻你的差错，找你工作中的缺点时，你是否容易在精神上受挫伤?
79. 你赴约会或上班曾迟到过吗?
80. 你喜欢忙忙碌碌地过日子吗?
81. 你愿意别人怕你吗?
82. 你是否觉得有时浑身是劲，而有时又是懒洋洋的?

83. 你有时把今天应做的事拖到明天去做吗？
84. 别人认为你是生机勃勃的吗？
85. 别人是否对你说了许多谎话？
86. 你是否对某些事物容易冒火？
87. 当你犯了错误时，你是否常常愿意承认它？
88. 你会为动物落入圈套被捉拿而感到很难过吗？

二、90 项症状自评量表（SCL-90）

编号________ 姓名________ 性别________ 年龄________ 测验日期________

指导语：以下列出了有些人可能会有的问题，请仔细地阅读每一条，然后根据最近一星期以内下述情况影响您的实际感觉，在每个问题后标明该题的程度得分。其中，“没有”选 1，“很轻”选 2，“中等”选 3，“偏重”选 4，“严重”选 5。

题目	选择
1. 头痛	1-2-3-4-5
2. 神经过敏，心中不踏实	1-2-3-4-5
3. 头脑中有不必要的想法或字句盘旋	1-2-3-4-5
4. 头昏或昏倒	1-2-3-4-5
5. 对异性的兴趣减退	1-2-3-4-5
6. 对旁人责备求全	1-2-3-4-5
7. 感到别人能控制您的思想	1-2-3-4-5
8. 责怪别人制造麻烦	1-2-3-4-5
9. 忘性大	1-2-3-4-5
10. 担心自己的衣饰整齐及仪态的端正	1-2-3-4-5
11. 容易烦恼和激动	1-2-3-4-5
12. 胸痛	1-2-3-4-5
13. 害怕空旷的场所或街道	1-2-3-4-5
14. 感到自己的精力下降，活动减慢	1-2-3-4-5
15. 想结束自己的生命	1-2-3-4-5
16. 听到旁人听不到的声音	1-2-3-4-5
17. 发抖	1-2-3-4-5
18. 感到大多数人都不可信任	1-2-3-4-5
19. 胃口不好	1-2-3-4-5
20. 容易哭泣	1-2-3-4-5
21. 同异性相处时感到害羞不自在	1-2-3-4-5
22. 感到受骗，中了圈套或有人想抓住您	1-2-3-4-5
23. 无缘无故地突然感到害怕	1-2-3-4-5
24. 自己不能控制地大发脾气	1-2-3-4-5
25. 怕单独出门	1-2-3-4-5
26. 经常责怪自己	1-2-3-4-5
27. 腰痛	1-2-3-4-5
28. 感到难以完成任务	1-2-3-4-5

续表

题目	选择
29. 感到孤独	1-2-3-4-5
30. 感到苦闷	1-2-3-4-5
31. 过分担忧	1-2-3-4-5
32. 对事物不感兴趣	1-2-3-4-5
33. 感到害怕	1-2-3-4-5
34. 您的感情容易受到伤害	1-2-3-4-5
35. 旁人能知道您的私下想法	1-2-3-4-5
36. 感到别人不理解您、不同情您	1-2-3-4-5
37. 感到人们对您不友好，不喜欢您	1-2-3-4-5
38. 做事必须做得很慢以保证做得正确	1-2-3-4-5
39. 心跳得很厉害	1-2-3-4-5
40. 恶心或胃部不舒服	1-2-3-4-5
41. 感到比不上他人	1-2-3-4-5
42. 肌肉酸痛	1-2-3-4-5
43. 感到有人在监视您、谈论您	1-2-3-4-5
44. 难以入睡	1-2-3-4-5
45. 做事必须反复检查	1-2-3-4-5
46. 难以作出决定	1-2-3-4-5
47. 怕乘电车、公共汽车、地铁或火车	1-2-3-4-5
48. 呼吸有困难	1-2-3-4-5
49. 一阵阵发冷或发热	1-2-3-4-5
50. 因为感到害怕而避开某些东西、场合或活动	1-2-3-4-5
51. 脑子变空了	1-2-3-4-5
52. 身体发麻或刺痛	1-2-3-4-5
53. 喉咙有阻塞感	1-2-3-4-5
54. 感到前途没有希望	1-2-3-4-5
55. 不能集中注意	1-2-3-4-5
56. 感到身体的某一部分软弱无力	1-2-3-4-5
57. 感到紧张或容易紧张	1-2-3-4-5
58. 感到手或脚发重	1-2-3-4-5
59. 想到死亡的事	1-2-3-4-5
60. 吃得太多	1-2-3-4-5
61. 当别人看着您或谈论您时感到不自在	1-2-3-4-5
62. 有一些不属于您自己的想法	1-2-3-4-5
63. 有想打人或伤害他人的冲动	1-2-3-4-5
64. 醒得太早	1-2-3-4-5

续表

题目	选择
65. 必须反复洗手、点数目或触摸某些东西	1-2-3-4-5
66. 睡得不稳不深	1-2-3-4-5
67. 有想摔坏或破坏东西的冲动	1-2-3-4-5
68. 有一些别人没有的想法或念头	1-2-3-4-5
69. 感到对别人神经过敏	1-2-3-4-5
70. 在商店或电影院等人多的地方感到不自在	1-2-3-4-5
71. 感到任何事情都很困难	1-2-3-4-5
72. 一阵阵恐惧或惊恐	1-2-3-4-5
73. 感到在公共场合吃东西很不舒服	1-2-3-4-5
74. 经常与人争论	1-2-3-4-5
75. 单独一个人时神经很紧张	1-2-3-4-5
76. 别人对您的成绩没有作出恰当的评价	1-2-3-4-5
77. 即使和别人在一起也感到孤单	1-2-3-4-5
78. 感到坐立不安心神不定	1-2-3-4-5
79. 感到自己没有什么价值	1-2-3-4-5
80. 感到熟悉的东西变成陌生的或不像是真的	1-2-3-4-5
81. 大叫或摔东西	1-2-3-4-5
82. 害怕会在公共场合昏倒	1-2-3-4-5
83. 感到别人想占您的便宜	1-2-3-4-5
84. 为一些有关性的想法而很苦恼	1-2-3-4-5
85. 您认为应该因为自己的过错而受到惩罚	1-2-3-4-5
86. 感到要很快把事情做完	1-2-3-4-5
87. 感到自己的身体有严重问题	1-2-3-4-5
88. 从未感到和其他人很亲近	1-2-3-4-5
89. 感到自己有罪	1-2-3-4-5
90. 感到自己的脑子有毛病	1-2-3-4-5

自测题参考答案

第 1 章

1. C　2. A　3. D　4. A　5. B　6. E　7. A　8. B

第 2 章

1. C　2. C　3. C　4. A　5. C　6. D　7. B　8. D　9. B　10. A　11. E　12. A　13. D　14. E　15. D　16. C　17. C　18. C　19. E　20. D　21. B　22. A　23. C　24. A　25. C　26. B　27. D

第 3 章

1. A　2. A　3. E　4. B　5. B　6. E　7. D　8. C　9. A　10. E

第 4 章

1. A　2. A　3. E　4. B　5. D　6. A　7. D　8. D　9. B　10. A

第 5 章

1. E　2. A　3. C　4. A　5. B

第 6 章

1. A　2. C　3. D　4. B　5. A　6. B　7. B　8. B

第 7 章

1. C　2. E　3. B　4. A　5. D　6. B　7. E　8. D　9. D　10. D　11. C　12. D　13. D　14. C　15. B　16. D　17. E　18. C　19. E　20. B　21. C　22. D　23. A　24. E　25. D　26. A　27. D

第 8 章

1. E　2. E　3. A　4. E　5. E　6. A　7. C　8. D　9. D　10. C